陆干甫

川派中医药名家系列丛书

杨 俐
侯文婕
陆 希 编著

中国中医药出版社

· 北 京 ·

图书在版编目（CIP）数据

川派中医药名家系列丛书.陆干甫/杨俐，侯文婕，陆希编著.—北京：中国中医药出版社，2015.11

ISBN 978–7–5132–2789–6

Ⅰ.①川…　Ⅱ.①杨…　②侯…　③陆…　Ⅲ.①陆干甫（1923～1993）—生平事迹　②中医学—临床医学—经验—中国—现代　Ⅳ.① K826.2　② R249.7

中国版本图书馆 CIP 数据核字 (2015) 第 246796 号

中 国 中 医 药 出 版 社 出 版

北京市朝阳区北三环东路 28 号易亨大厦 16 层

邮政编码　100013

传真　010 64405750

三河市鑫金马印刷有限公司印刷

各地新华书店经销

*

开本 710×1000　1/16　印张 13　彩插 0.5　字数 214 千字

2015 年 11 月第 1 版　2015 年 11 月第 1 次印刷

书号　ISBN 978–7–5132–2789–6

*

定价 39.00 元

网址　www.cptcm.com

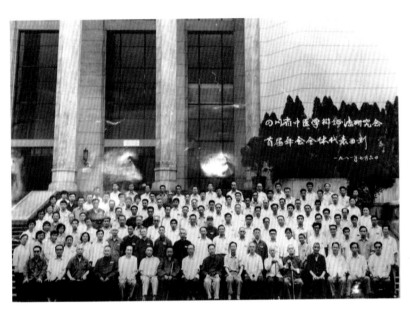

1981年，在陆老（任副会长）及同仁共同努力下，成功召开了
首届四川省中医学辩证法研究会年会

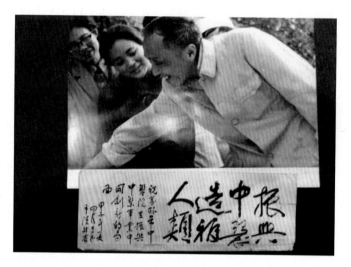

陆老为万县中医院题词

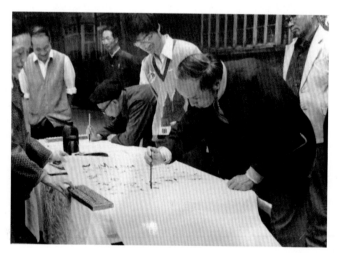

陆老为四川省中医研究所所庆题词

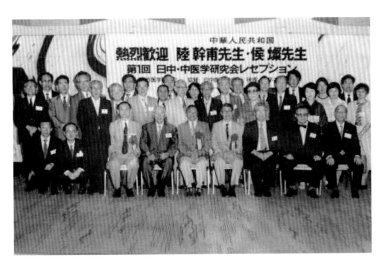

1982年，陆老受日本邀请，由卫生部派遣出访日本讲学

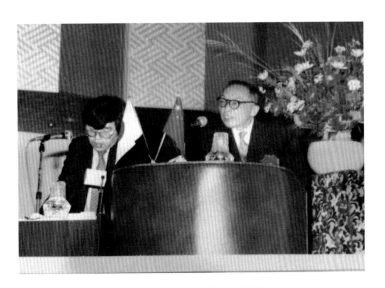

1988年，访日时做学术讲演

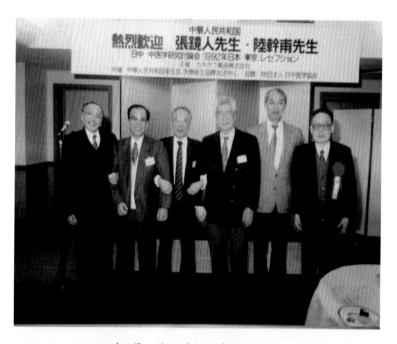

1992年5月，访日并与日中医学会会长、
东洋医学会会长、神户中医学会长合影

杨序————加强文化建设，唱响川派中医

四川，雄居我国西南，古称巴蜀，成都平原自古就有天府之国的美誉，天府之土，沃野千里，物华天宝，人杰地灵。

四川号称"中医之乡、中药之库"，巴蜀自古出名医、产中药，据历史文献记载，从汉代至明清，见诸文献记载的四川医家有1000余人，川派中医药影响医坛2000多年，历久弥新；川产道地药材享誉国内外，业内素有"无川（药）不成方"的赞誉。

医派纷呈　源远流长

经过特殊的自然、社会、文化的长期浸润和积淀，四川历朝历代名医辈出，学术繁荣，医派纷呈，源远流长。

汉代以涪翁、程高、郭玉为代表的四川医家，奠定了古蜀针灸学派。郭玉为涪翁弟子，曾任汉代太医丞。涪翁为四川绵阳人，曾撰著《针经》，开巴蜀针灸先河，影响深远。1993年，在四川绵阳双包山汉墓出土了最早的汉代针灸经脉漆人；2013年，在成都老官山再次出土了汉代针灸漆人和920支医简，带有"心""肺"等线刻小字的人体经穴髹漆人像在我国考古史上是首次发现，应是迄

今我国发现的最早、最完整的经穴人体医学模型，其精美程度令人咋舌！又一次证明了针灸学派在巴蜀的渊源和影响。

四川山清水秀，名山大川遍布。道教的发祥地青城山、鹤鸣山就坐落在成都市。青城山、鹤鸣山是中国的道教名山，是中国道教的发源地之一，自东汉以来历经2000多年，不仅传授道家的思想，道医的学术思想也因此启蒙产生。道家注重炼丹和养生，历代蜀医多受其影响，一些道家也兼行医术，如晋代蜀医李常在、李八百，宋代皇甫坦，以及明代著名医家韩懋（号飞霞道人）等，可见丹道医学在四川影响深远。

川人好美食，以麻、辣、鲜、香为特色的川菜享誉国内外。川人性喜自在休闲，养生学派也因此产生。长寿之神——彭祖，号称活了800岁，相传他经历了尧舜夏商诸朝，据《华阳国志》载，"彭祖本生蜀"，"彭祖家其彭蒙"，由此推断，彭祖不但家在彭山，而且他晚年也落叶归根于此，死后葬于彭祖山。彭祖山坐落在成都彭山县，彭祖的长寿经验在于注意养生锻炼，他是我国气功的最早创始人，他的健身法被后人写成《彭祖引导法》。他善烹饪之术，创制的"雉羹之道"被誉为"天下第一羹"，屈原在《楚辞·天问》中写道："彭铿斟雉，帝何飨？受寿永多，夫何久长？"反映了彭祖在推动我国饮食养生方面所做出的贡献。五代、北宋初年，著名的道教学者陈希夷，是四川安岳人，著有《指玄篇》《胎息诀》《观空篇》《阴真君还丹歌注》等。他注重养生，强调内丹修炼法，将黄老的清静无为思想、道教修炼方术和儒家修养、佛教禅观会归一流，被后世尊称为"睡仙""陈抟老祖"。现安岳县有保存完整的明代陈抟墓，以及陈抟的《自赞铭》，这是全国独有的实物。

四川医家自古就重视中医脉学，成都老官山出土的汉代医简中就有《五色脉诊》（原有书名）一书，其余几部医简经初步整理暂定名为《敝昔医论》《脉死候》《六十病方》《病源》《经脉书》《诸病症候》《脉数》等。学者经初步考证推断极有可能为扁鹊学派已经亡佚的经典书籍。扁鹊是脉学的倡导者，而此次出土的医书中脉学内容占有重要地位，一起出土的还有用于经脉教学的人体模型。唐代杜光庭著有脉学专著《玉函经》3卷，后来王鸿骥的《脉诀采真》、廖平的《脉学辑要评》、许宗正的《脉学启蒙》、张骥的《三世脉法》等，均为脉诊的发展做出了贡献。

昝殷，唐代四川成都人。昝氏精通医理，通晓药物学，擅长妇产科。唐大中年间，他将前人有关经、带、胎、产及产后诸症的经验效方及自己临证验方共378首，编成《经效产宝》3卷，是我国最早的妇产科专著。加之北宋时期的著名妇产科专家杨子建（四川青神县人）编著的《十产论》等一批妇产科专论，奠定了巴蜀妇产学派的基石。

宋代，以四川成都人唐慎微为代表撰著的《经史证类备急本草》，为官刊本草，集宋代本草之大成，促进了本草学派的发展。宋代是巴蜀本草学派的繁荣发展时期，陈承的《补注神农本草并图经》，孟昶、韩保升的《蜀本草》等，丰富、发展了本草学说，明代李时珍的《本草纲目》正是在此基础上产生的。

宋代也是巴蜀医家学术发展最活跃的时期。四川成都人、著名医家史崧献出了家藏的《灵枢》，校正并音释，名为《黄帝素问灵枢经》，由朝廷刊印颁行，为中医学发展做出了重大贡献，可以说，没有史崧的奉献就没有完整的《黄帝内经》。虞庶撰著的《难经注》、杨康侯的《难经续演》，为医经学派的发展奠定了基础。

史堪，四川眉山人，为宋代政和年间进士，官至郡守，是宋代士人而医的代表人物之一，与当时的名医许叔微齐名，其著作《史载之方》为宋代重要的名家方书之一。同为四川眉山人的宋代大文豪苏东坡，也有《苏沈内翰良方》（又名《苏沈良方》）传世，是宋人根据苏轼所撰《苏学士方》和沈括所撰《良方》合编而成的中医方书。加之明代韩懋的《韩氏医通》等方书，一起成为巴蜀医方学派的代表。

四川盛产中药，川产道地药材久负盛名，以回阳救逆、破阴除寒的附子为代表的川产道地药材，既为中医治病提供了优良的药材，也孕育了以附子温阳为大法的扶阳学派。清末四川邛崃人郑钦安提出了中医扶阳理论，他的《医理真传》

《医法圆通》《伤寒恒论》为奠基之作，开创了以运用附、姜、桂为重点药物的温阳学派。

清代西学东进，受西学影响，中西汇通学说开始萌芽，四川成都人唐宗海以敏锐的目光捕捉西学之长，融汇中西，撰著了《血证论》《医经精义》《本草问答》《金匮要略浅注补正》《伤寒论浅注补正》，后人汇为《中西汇通医书五种》，成为"中西汇通"的第一种著作，也是后来人们将主张中西医兼容思想的医家称为"中西医汇通派"的由来。

名医辈出　学术繁荣

新中国成立后，历经沧桑的中医药，受到党和国家的高度重视，在教育、医疗、科研等方面齐头并进，一大批中医药大家焕发青春，在各自的领域里大显神通，中医药事业欣欣向荣。

四川中医教育的奠基人——李斯炽先生，在 1936 年创立了"中央国医馆四川分馆医学院"，简称"四川国医学院"。该院为国家批准的办学机构，虽属民办但带有官方性质。四川国医学院也是成都中医学院（现成都中医药大学）的前身，当时汇集了一大批中医药的仁人志士，如内科专家李斯炽、伤寒专家邓绍先、中药专家凌一揆等，还有何伯勋、杨白鹿、易上达、王景虞、周禹锡、肖达因等一批蜀中名医，可谓群贤毕集，盛极一时。共招生 13 期，培养高等中医药人才 1000 余人，这些人后来大多数都成了新中国成立后的中医药领军人物，成了四川中医药发展的功臣。

1955 年国家在北京成立了中医研究院，1956 年在全国西、北、东、南各建立了一所中医学院，即成都、北京、上海、广州中医学院。成都中医学院第一任院长由周恩来总理亲自任命。李斯炽先生继创办四川国医学院之后又成为成都中医学院的第一任院长。成都中医学院成立后，在原国医学院的基础上，又汇集了一大批有造诣的专家学者，如内科专家彭履祥、冉品珍、彭宪章、傅灿冰、陆干甫；伤寒专家戴佛延；医经专家吴棹仙、李克光、郭仲夫；中药专家雷载权、徐楚江；妇科专家卓雨农、曾敬光、唐伯渊、王祚久、王渭川；温病专家宋鹭冰；外科专家文琢之；骨、外科专家罗禹田；眼科专家陈达夫、刘松元；方剂专家陈潮祖；医古文专家郑孝昌；儿科专家胡伯安、曾应台、肖正安、吴康衡；针灸专家余仲权、薛鉴明、李仲愚、蒲湘澄、关吉多、杨介宾；医史专家孔健民、李介民；中医发展战略专家侯占元等。真可谓人才济济，群星灿烂。

北京成立中医高等院校、科研院所后，为了充实首都中医药人才的力量，四川一大批中医名家进驻北京，为国家中医药的发展做出了巨大贡献，也展现了四川中医的风采！如蒲辅周、任应秋、王文鼎、王朴城、王伯岳、冉雪峰、杜自明、李重人、叶清心、龚志贤、方药中、沈仲圭等，各有精专，影响广泛，功勋卓著。

北京四大名医之首的萧龙友先生，为四川三台人，是中医界最早的学部委员（院士，1955年）、中央文史馆馆员（1951年），集医道、文史、书法、收藏等于一身，是中医界难得的全才！其厚重的人文功底、精湛的医术、精美的书法、高尚的品德，可谓"厚德载物"的典范。2010年9月9日，故宫博物院在北京为萧龙友先生诞辰140周年、逝世50周年，隆重举办了"萧龙友先生捐赠文物精品展"，以缅怀和表彰先生的收藏鉴赏水平和拳拳爱国情怀。萧龙友先生是一代举子、一代儒医，精通文史，书法绝伦，是中国近代史上中医界的泰斗、国学家、教育家、临床大家，是四川的骄傲，也是我辈的楷模！

追源溯流　振兴川派

时间飞转，掐指一算，我自1974年赤脚医生的"红医班"始，到1977年大学学习、留校任教、临床实践、跟师学习、中医管理，入中医医道已40年，真可谓弹指一挥间。俗曰：四十而不惑，在中医医道的学习、实践、历练、管理、推进中，我常常心怀感激，心存敬仰，常有激情冲动，其中最想做的一件事就是将这些中医药实践的伟大先驱者，用笔记录下来，为他们树碑立传、歌功颂德！缅怀中医先辈的丰功伟绩，分享他们的学术成果，继承不泥古，发扬不离宗，认祖归宗，又学有源头，师古不泥，薪火相传，使中医药源远流长，代代相传，永续发展。

今天，时机已经成熟，四川省中医药管理局组织专家学者，编著了大型中医专著《川派中医药源流与发展》，横跨 2000 年的历史，梳理中医药历史人物、著作，以四川籍（或主要在四川业医）有影响的历史医家和著作为线索，理清历史源流和传承脉络，突出地方中医药学术特点，认祖归宗，发扬传统，正本清源，继承创新，唱响川派中医药。其中，"医道溯源"是以清代以前的川籍或在川行医的中医药历史人物为线索，介绍医家的医学成就和学术精华，作为各学科发展的学术源头。"医派流芳"是以近现代著名医家为代表，重在学术流派的传承与发展，厘清流派源流，一脉相承，代代相传，源远流长。

我们在此基础上，还编著了《川派中医药名家系列丛书》，汇集了一大批近现代四川中医药名家，遴选他们的后人、学生等整理其临床经验、学术思想编辑成册。预计编著一百人，这是一批四川中医药的代表人物，也是难得的宝贵文化遗产，今天，经过大家的齐心努力终于得以付梓。在此，对为本系列书籍付出心血的各位作者、出版社编辑人员一并致谢！

由于历史久远，加之编撰者学识水平有限，书中罅、漏、舛、谬在所难免，敬望各位同仁、学者，提出宝贵意见，以便再版时修订提高。

中华中医药学会　副会长

四川省中医药学会　会　长

四川省中医药管理局　原局长　　杨殿兴

成都中医药大学　教授、博士生导师

2015 年春于蓉城雅兴轩

谢序 ————————————————————————

近日，师弟陆希在电话中告诉我，遵照四川省中医药管理局文件要求，川派中医药名家系列丛书《陆干甫》已经撰写完成，约我为该书写一篇序言。

作为陆老亲自带过的实习生之一，我不能推辞陆希之邀。但对于陆老博大精深、德艺双馨、光彩夺目的一生，我究竟了解多少、知道多少、懂得多少，却没有说清楚的把握。不过，陆老对我家父子两代恩深似海，他既是我父亲的救命恩人，又是我学习中医的指路明灯，所以，对于为恩师立传正名扬长之事，不管我自己水平如何、能力大小，心总要尽到，即使是勉为其难，文字也是要写的。

关于陆老，能写的和需要写的东西很多。

首先是他的家世。《礼记·曲礼上》曰："医不三世，不服其药。"这里的"世"字，有两层意思，一是30年为世，二是父子相传为世。不管用哪个解释，民间都会这样认为：找中医看病，一定要找有家学渊源的、有长期临床经验的老医生诊治，他的处方才开得好，服用他开的药才更有效，陆老就完全具备这样的条件。其祖父陆景庭，天资英纵，幼习儒学，少研岐黄，曾中甲辰府试，候补山西，因治愈抚院大人母亲之病而实授阳泉县知县。任职3年，政声斐然，随即擢升浑源州知州。后丁母忧，回到成都，以壶隐山人笺名开业于布后街，拯危救困，济世活人，以善治温病而位列成都四大名医之一，有《温病讲义》存世。乃父陆仲鹤自幼追随景庭先生，熟读《内》《难》、仲景之书，未及弱冠就出师为医，服务桑梓，起沉疴于无望，救绝症于危急，病家感激，同仁敬仰，誉满蜀中。传之陆干甫，其家已三世业医。他勤奋好学，博闻强记，过目成诵，既得家学之厚积，又考入四川国医学院深造。当他以优异成绩毕业时，年纪尚少，只有19岁。之后，随父应诊数年，毅然走出成都，悬壶渝市，初试锋芒，大获成功。后在成都中医学院附属医院及四川省中医药研究所从事临床、教学和科研工作，先后担任内科主任、研究院顾问、全国政协委员等多种职务。祛邪除疾，排忧解难，救死扶伤，参商国事，为振兴中医事业和增进人民健康呕心沥血，殚精竭虑，不辞艰辛，日夜操劳，将陆氏家族在杏林的地位和影响提高了许多。20世纪60年代末，我在附属医院门诊部内科一诊室跟随老师实习内科。那时，附属医院规定每个老师上午8点上班，中午12点下班，要求看40个号。一个号就是一个病人，40个号代表有40个病人。即使医生不喝水、不休息，看一个病人也只有6分钟。可是对于陆老来说，只要是他坐诊，就没有哪一天不加号。而且一加就是十几个号、几十个号。记得有一天上午不断加号，到12点时加号还有几十个。等看完加号，已经是下午一点半了。我一数挂号单，94张！那时不像现在多劳多得，医生除了每个月领自己的一点固定工资外，既没有奖金，也没有任何补助，加号的工作量纯粹属于尽义务，"完全""彻底"为人民服务。我跟老师实习半年多，只有一天下大雨他的加号少点，其余每天的加号都达几十个。老师看病，极其认真细致，四诊合参，从不草率，所以他每天都提早上班，而下班从来没有按时过。老师诊治病人，不但疗效卓越，而且对待患者非常和蔼与亲切，每位患者走进老师诊室，都有"如沐春风，如见救星"的美好感觉。我的父亲多次找老师看病，就有这样的感受，他严重的肝硬化就是陆老治好的，之后他们还成了好朋友。

再说陆老的学术思想。他出生于杏林世家，祖父景庭先生以擅治温病而喜用凉药，其父仲鹤公以常治疑难杂症而重用猛药而闻名。陆干甫自幼跟随尊长学医，耳濡目染，猎奇搜异，见多识广，对于这些病症的诊断治疗和用药特点自然是熟悉的，但他并不依葫芦画瓢，生搬硬套。因为除了家学渊源外，在少年时期他就考入四川国医学院，接受过国医学院最系统、最全面、最严格的正规中医高等教育。他懂得辨证施治是中医的灵魂，病人的合理诉求是医生服务的方向，而疗效高低是评判服务质量的唯一标准。所以，虽然陆老学富五车、满腹珠玑，在临床上却从不粗枝大叶，草率马虎，而是上穷《灵》《素》，下究历代诸贤，博采广纳，汇其真谛，根据病家临床表现，寻根究底，追根溯源，揭示疾病本质，找准治疗大法，随症选用精当的方药，给予病患最合理的治疗，让许多病人汤药既加，着手成春。对于疑难病症，他总是反复推敲，找准病机，对症下药，绝不囿于一家之言，更不抱门户之见，故临证多获奇效，深受病患拥戴。在学术思想上，陆老认为，在当代人民群众温饱得到基本保证的前提下，生活在没有发生战争和大灾大难的和平环境中，严重的亡阴亡阳或极度气血亏虚的情况并不常见，人们罹患疾病多数是由于邪气侵扰、情志失调，阴阳气血失衡所引起，因此，他倡导祛邪复正、逐瘀生新之说，主张活用温补。陆老在选方用药上十分考究，他以经方为主，间用时方，更多时候是采用他祖孙三代积累、拟订和总结出来的经验方，信手拈来，恰到好处。

第三说一下陆老的临床经验。陆老积三代家学精华，加上他通过大量实践，积累的临床经验非常丰富，所以，无论对于肝病、心病、肾病、肺病，还是对于脾胃疾病和妇科疾病，诊断和治疗都非常出色、用药精当、疗效卓越。一般一首方剂只有八九味药，总重量多在100g上下，用量很轻，效用神奇。更可贵的是，他对病患热情、负责，对前来实习的学生亲切、和蔼而又严格要求。他把带学生实习看作为中医事业的发展培养接班人，是继承和发展中医药的需要。所以，他不仅热情接待每一个实习生，主动为他们详细讲解疑难病案的诊治要点与注意事项，还主动把陆家三代秘传的经验方毫无保留地公开出来，供学生参详和研究。作为陆老的学生，我当年就有幸得到老师亲笔所写的经验方并得到准允打印出来发给全年级同学。同学们都认为，陆老对学生的情怀像母爱那样伟大，像阳光普照万物那样无私。陆老不但有深厚的临床经验，而且最可贵的是由他亲自总结出来，直接传授给自己的学生，并教会他们正确理解和应用。陆老亲笔所写临床治验包括肋痛、胃痛、风湿、月经不调、带下、恶阻、牙痛、鼻衄、水肿、下痢、高血压、血虚、劳瘵、肺痈、痰湿、支气管扩张、肺热咳嗽等 17 个病种，附有治疗这些病症的经验方 28 首。这些方剂组方洗练严密，效果十分优良。兹举其中三例。第一首治肋痛方：组方只有 9 味药，歌括是 3 句话：刺蒺白芍金铃炭，吴萸酒连广木香，法夏橘络香橼片。千万莫要小看这首看似简单的处方，此方既可治疗胁肋疼痛、脘腹胀闷等肝胆疾患。稍作加减，用以治疗急性肝炎和慢性肝炎也相当有效。第二首调经方：此方同样是 9 味药，口诀也是 3 句：血通川断茺蔚子，香附苦楝延胡索，白芍丹参黑大豆。这首处方，秉承"中年治肝"之旨，采用疏肝固肾、活血定痛之法，精选相应药物组方，治疗月经先期、后期、量多、量少、痛经都有独特的疗效。如果适当加减，调经种子，治疗不育不孕，亦属良方。第三首治疗痰湿方：由 10 味药物组成，组方歌括：苏梗杏仁瓜壳夏，苓贝茹陈生姜草。此方通治咳嗽痰多、咯痰不爽。加上解表药可治感冒；配以蛤粉、葶苈、细辛、白术，治疗气管炎、支气管炎；假如添加肉桂、炮姜、薤白、化红，则可以治疗肺气肿；若再加用附子、白芥子、莱菔子、海桐皮等，能治疗肺心病。陆老特别提醒学生：对于肺气肿、肺心病患者，要慎用凉药，即使出现热象，也多为假热之象，误用凉药，将造成严重后果。

以上是我个人对陆老临床经验的点滴认识。现在四川省中医药管理局正式下达任务，由陆老学术经验传承人担纲，陆氏医学第四代传人、陆老嫡子陆希，陆老门人、弟子、亲友分别执笔撰写稿件，集思广益，通力编写川派名医陆干甫学术经验集。相信群策群力共同发掘整理出来的资料，一定能使陆老的学术思想和临床经验得以继承和发扬，将此宝贵遗产奉献给国家、民族和事业，让它泽被后世，永放光芒，老师将与著作并传不朽。中医学幸甚，陆氏诸公幸甚，干甫先生幸甚！

第四说一下陆老的才艺。陆老不仅精通医学，临床效果极佳，而且豁达大度、仁厚潇洒、多才多艺。除医学之外，他还精通文学，无论是四书五经、先秦古文，还是楚辞汉赋、唐诗宋词元曲，他不但熟悉，而且可以通篇或大段大段地背诵。并能像演说家一样，准确阐释其意，侃侃而谈，如数家珍，让人心悦诚服。陆公者，儒医也。

尤为可贵的是，除通晓儒家经典外，陆老还能写诗、填词、唱曲，而且对于戏剧，尤其是川剧、京剧，既爱好，又懂行，还会导戏。陆老音乐天赋之高，超乎想象，他能将扬琴打得激越悠扬，完全是专业水平，京胡也拉得美妙动听，不同凡响。据知情的亲友说：陆老完全有能力指挥一个乐队。作为一个指挥家和演说家，他的鼓动性很大。令人羡慕的是，陆老不但文章写得好，提笔成章，书法也相当出众，他那雄浑有力的大字和流畅精美的行草字迹，令我和同学们为之倾倒。包括我在内的不少弟子，因为摹仿他的笔迹而提高了书法水平，陆老在临床上所写的每一张处方，都让书法爱好者和收藏家视为珍宝。

所以我认为，陆老在杏林名医之中，实在算得上一位德厚艺高的奇人，他的综合素质罕有人及。除在国内同行之中享有盛誉之外，他曾代表四川省中医界同仁，五次东渡扶桑，讲学日本，让日本汉方医学界看作仲景再世而奉为师表，礼敬膜拜。1998 年 10 月，我赴日交流仲景痰饮学说，在和与会代表交流时，提到了陆老的观点，从代表们虔诚的目光和不断颔首的动作中，我感受到他们对陆老的钦佩和尊敬。陆公者，传播中医药文化之良使也。

第五说一下陆老的为人处世和人脉。作为出身旺族的一代宗师，威信那么高，医技那么精，病员那么多，人气那么旺，先生却不骄不躁，异常冷静和低调。我跟他实习时，老师除了传授陆家秘方之外，还教我们如何处世。记得他曾亲口对我说：城市贫民很穷，他们没有工作又不享受公费医疗，没有经济来源，本来生活就很困难，生了病，哪里有钱看啊。给他们处方用药，一定要精打细算，注意减省。对于农民社员进城看病，老师说：乡下人胆子小，若非万不得已，绝不会进城到大医院来看病。他们成天劳动到黑，挣一天工分才角把钱，过日子更艰难。所以，给农民看病，医生要主动，要热情。他们看病完全靠自费，处方用药一定要节省再节省，哪怕省一分钱，也是替他们减轻一分困难啊。而在给享受公费医疗的职工看病时，老师说：他们的主要注意力不是放在钱上，而是关注医生怎么诊断病情，怎么处方用药，所以有必要给他们做出通俗易懂的解释。在为高级干部看病时，老师强调：要把他们看成普通人，不要畏首畏尾，要放开胆量，该用什么药物就用什么药物，这样才能发挥正常的医疗水平。要不然，过分胆小谨慎、瞻前顾后、患得患失，反而会贻误病情，耽误治疗，如此等等。陆老的这些教诲，使我受益匪浅。数十年来，我一直按照老师的教导，真诚并有区别地对待不同病人，替人治病，为群众服务，收到满意的效果。

自跟老师当实习生起，我一直保持着和老师的密切联系，并随时向老师请教。在和老师的交往中，我深切地感受到：老师对中医事业是那样的忠诚；老师对中国传统文化的许多领域是那样的熟悉；老师对各个行业和不同阶层的人是那样的谅直；老师对家庭、生活是那样的热爱；老师对学生和朋友是那样的关心。同时，老师对时弊和不良现象又敢于挺身而出，仗义执言，痛加鞭笞，绝不苟同。所有这一切，使老师不仅成为巴蜀最有声望的名医之一，也成为我和众多崇拜者心中的偶像而永远活在大家心中。老师为人处世是成功的，老师的人脉和人气旺盛得很。

最后还要提到的是，陆老和师母张宝琳不但婚姻美满、生活幸福，而且治家有道、教子有方。其子陆希聪慧明敏，勤奋好学，受家庭环境影响，陆希从小就养成背诵经典的良好习惯。参加工作后，又跟随父亲从事临床工作和科学研究。可以说是言传身教，得天独厚，近朱者赤，更上层楼。陆希学成之后，又把精深的中医理论和雄厚的家学底蕴带出国门，传播到海外，为促进中外文化交流和扩大中医药的影响，作出了杰出的贡献。对于陆老和陆家，我还要说的就是，干甫先生把景庭先生开创的陆氏医学推向了一个高峰，而其子陆希又把陆氏医学拓展到一片崭新的天地，把陆家的第五代——他的女儿陆烨和侄子陆柯燃双双送到成都中医药大学就读，以便更好地接续家业，再铸辉煌。这两个孩子还精通英文和日语，相信他们学成以后，一定能大展宏图，大有所为。孔子曰：君子之泽，五世而斩。这是说，祖宗留下的遗业，如果子孙只图享受，不去努力拼搏，过不了五代就会消耗殆尽。陆家则不然，景庭开山，仲鹤继之，干甫高举，陆希拓展，第五代子孙必将发扬而光大之。所以我要说：德厚艺高旺陆家。君子荡荡，五世其昌，陆家之谓也。是为之序。

谢克庆

甲午处暑于浣花书屋灯下

编写说明

陆老学识渊博，集文、史、哲、医于一身，以执医为终身之业；他长于临床，更以扶桑中医传播冠冕当代；他不以学者自限终日伏案于窗下，而以振兴中医为己任而奔走呼号。陆老丰富的临床经验和独特的学术主张至今影响其传人陆希及弟子们的临床实践，并收到良好临床疗效。

为了更好地传承陆老宝贵的临床经验，我们收集了现有的有限资料进行整理，并按照四川省中医药管理局的要求，以陆老的书稿、文章、典型医案、演讲文稿为研究对象，对陆老的生平、学术成就、临证经验、医话医案、学术传承、逸闻趣事分别进行归纳总结，如实展示其经验和学术主张。如"久病探源，助阳生发""温阳活血，久病多宜""经病疏肝，气顺为先""心痹辨治，尤重气血"等，都是陆老对慢性疾病的基本认识，是理解和学习其处方用药特色的基石。编选陆老的临床医案，是为更具体地研究他的临床思路及处方用药风格。而陆老不同时期有关中医药理论、源流与发展，中医学独特的思想体系是辩证的整体观等内容的论述，在学术界和社会上一直有着重要影响，我们将这些讲稿收入"医话医案"中，另外，"医话医案"部分还包括陆老关于中医基础理论的部分重要文章。希望本书能为传承陆老学术主张及临床经验，为后学提供一些临床辨治思路。

本书在编写过程中承蒙谢克庆教授多次指导，在文字整理方面做了大量工作，在此表示真挚感谢。本书在四川省中医药管理局的指导和资助下，得以呈现于读者，在此致以深深的谢意。书中有不当之处，恳请读者提出宝贵意见，以便再版时修订提高。

编著者

2015 年 8 月

目 录

生平简介

陆干甫

一、个人简历

陆干甫（1923—1993），男，四川成都人，祖籍江苏吴县，出生于中医世家。祖陆景庭，辞官后定居成都，于1911年在成都开业行医，以善治温病被誉为成都"四大名医"之一。父陆仲鹤，继承祖志，亦以医名，以其药少效专而受病家及同行称道。陆老自幼受其家庭熏陶，喜研文史，爱好诗词，矢志学医，继承祖业，年十九以优异成绩毕业于四川国医学院（成都中医药大学前身）。即随祖、父应诊，继承家传。侍诊之余，潜心攻读《内经》《难经》《伤寒论》《金匮要略》及历代名家医著。在祖、父悉心教导下，朝夕钻研，孜孜不倦，医术臻善。于20世纪40年代悬壶渝市，累起沉疴，病家怀其德，乡人称其能，声名日隆。50年代，应政府招贤入职成都市工人医院，后因学术研究能力强，被调入成都市中医研究所。60年代，四川省组建省中医研究所，于全省广纳贤才，随即被调入组建中的省中医研究所。因"十年动乱"，其人员暂并入成都中医学院附院。70年代，省中医研究所正式成立，陆老亦回归研究所，从事内科诊病及科研工作。80年代，研究所更名为四川省中医药研究院（四川省中医药科学院前身），被任命为顾问，直到1993年过世。

二、担任职务

陆老先后任成都市工人医院、成都市中医研究所、第一人民医院中医师，四川省中医药研究院临床医学研究所中医师、研究员、内科主任、文献研究室主任、研究院顾问。国务院授予有突出贡献专家称号，并任第七、八届全国政协委员，四川省振兴中医领导小组成员，四川省科技顾问团顾问，四川省中医现代化研究会副会长，四川省中医药学会理事，《四川中医》杂志编委会副主任委员，省委省政府专家医疗组成员。

三、科研与教学

20 世纪 70 年代，陆老参与了中医治疗白血病的临床治疗研究课题。以其家传所学及其自身在温病方面丰富的临床经验，在整个研究治疗中，陆老运用中医药理论及自身经验对相关急症、重症、危症提出有效方药，有力地促进研究中临床难点问题的解决。80 年代，随着中医与时俱进的发展，以陆老为主，结合现代科技手段，研究开发了"喉痹""胆胀"计算机专家诊疗系统，并获得四川省科技进步三等奖。

陆老不仅以其精湛的医术深得病家称赞，其传授有方亦深得后学者称道。自 70 年代初开始，很多中医学院毕业生及各地医院进修医生慕名而来，成为陆老的学生。陆老不仅传授其方，亦倾其所有提携后学，不仅授业，且不忘育人，使其受益匪浅，深得学生尊敬。陆老所带学生，现在都成了各医院骨干力量，深得病家称道，其中一些还成为大学校长、医院院长。

四、代表论著

著有《内儿科学》，主编《中医学辨证法》。发表《胆系疾病》《肝病证候与治法》《温热病辨证纲领》《温阳活血法临床运用》《痰饮学说》《泄泻的辨证论治》等论文。

五、学术主张及经验

陆老认为，古代经典医著是中医学的理论根基，辨证论治是中医之精髓，认为中医治病贵在辨证，而辨证之关键，在于掌握疾病的性质及临床演变规律，使立方下药有的放矢。他在治病过程中，时常体现出融伤寒、温病于一体，集各家之长而活用，师古不泥古、创新不离宗的风格。临证辨治，十分注重审证求因、治病求本。他说，凡病之起，必有其因。在审因辨治方面思路开阔，善于采用寻根探源、证因合参的方法审明标本、辨明阴阳，尤其是疑难杂病的辨治，更显示其独到之处。陆老从事医疗、科研、教学工作 50 年，内科、儿科、妇科无所不精，沉疴痼疾着手成春。陆老提倡扶正祛邪、逐瘀生新之说，主张活血化瘀的同时注重温阳益气，对诸多慢性病，主张不离温阳活血、益气活血之法。陆老认为，人体中基本的生理功能都是以阳气的功能为前提的，阳气不足或缺失，则可因此而出现病理现象。阳不足则生寒邪，寒性凝滞则使气机不利、血行不畅，而致血瘀。由于很多病症到了慢性阶段都会出现血瘀的病理变化，20 世纪 70 年代，全国在活血化瘀治疗慢性病方面取得了大量成果。而陆老依据阳气与血的生理病理关系，在理论上提出活血化瘀应重视温阳益气，以益气活血、温阳活血之法治疗瘀血，其效更佳。在临证中，尤其对诸多心血管疾病，如冠心病、高心病、风心病、肺心病、高血压等的治疗获得了良好疗效。譬如对于肺心病的治疗，其见解精辟、匠心独具，提出"血瘀"是肺心病形成以后，不论在急性发作期还是缓解期，均存在的基本病理状态，是治疗时必须关注的共性问题。他将益气活血法贯穿于肺心病的整个治疗过程中，提高了肺心病的治疗效果。陆老辨证注重从阴阳根本着眼，他根据《内经》对阳气的论述，强调阳气在辨证论治中的重要性，譬如对红斑狼疮、慢性咽炎的辨证和治疗，因其常见虚热症状，一般多以阴虚有热论治，但陆老通过表象，却能认识到其病变本质实为阳虚，并加以温阳活血法，从而获得了更加理想的疗效。妇科方面，陆老认为冲任及肝的疏泄功能与妇女的生理、病理关系极为密切，此外，心理的影响亦是不可忽视的方面。在治疗泄泻方面，总结了多年的临床经验，阐明了掌握治疗规律在临床上的重要意义。在白血病诊治方面，陆老提出了自己的观点：对于白血病的诊治，从始至终，不论在急性发作期还是在缓解期，其辨证治疗都不应离开温病的范畴。急性发作期：高热、出血是温病热入营血之证；缓解平稳期：其状虚衰，不见温病症状，亦有温热邪毒潜伏于内，不可不知。有此认识，其治疗则可有的放矢。

六、海外交流

中国医药，承载三千年的历史传承至今，仍具有极强的生命力和无可替代的实用价值。20 世纪 80 年代，随着改革开放，中医也迈出国门，渐渐被海外认知和接受，尤其受到日本人欢迎，陆老多次被邀日本讲学。

邻国日本，在 20 世纪 70 年代，再次将中药纳入了国家医疗保险，使中药成为医疗处方用药。但由于日本从明治维新（1853）起，在全面接受西方文化的同时，否定了传统医学，将其排除在国家医疗体系之外。中医从业者严重不足，中医辨治水平难尽人意。中国改革开放后，日本中医药界则开始了与中国中医界的积极交往，其交往大多只在上海、北京和广州，四川作为中医重镇的内陆城市，却鲜为海外所知。

70 年代后期，一封来自日本神户中医学研究会（该会是日本较早成立的中医学会之一，由于大量的高水平中医著作问世，是日本最负盛名的地方学会。会长伊藤良为日本汉方医学界大家）的信函，搭起了日本汉方医学界与四川中医界的桥梁。该学会从订阅的《中医杂志》"老中医经验"栏目中，知悉了成都中医学院附属医院的陆干甫，当即修书一封，与陆老取得了联系，开始了书信式的学术交流。80 年代，日本经济进入鼎盛发展期，日本汉方医学界因日本财团的经济支持，与中国的中医界的交流亦渐入高潮。日本钟纺集团所属的医药公司亦在此时与卫生部签订了 5 年学术交流计划——每年由卫生部推荐两名名老中医赴日讲学，日本神户中医学研究会通过钟纺药品公司，与卫生部联系，于 1983 年首次邀请陆老赴日讲学。

陆老首次赴日讲学交流，日本安排了几乎所有汉方医学界最有影响的医师、学者与其交流，如大冢敬节、黑田、矢数道明、伊藤良、熊田正春，以及中青年佼佼者小高休司、森雄才、江部洋一郎等。陆老以其深厚的中医功底、丰富的临床经验、渊博的文学知识，以及富有感染力的讲演，让日本汉方医学界领略了四川中医的风采。日方的中医专业人员、学会及医药财团都十分满意，陆老获得日方极大赞誉。中国驻日使馆亦因此特别邀请陆老到使馆，予以特别的肯定和赞扬，感谢陆老为我国对外交流作出的贡献。之后，日本向我国卫生部提出，每年向日本出访的两人，其中一名指定为陆老，另一名可由卫生部推荐。之后数年，陆老皆东渡讲学，其间，1987 年日本还单独邀请陆老携夫人出访日本，成为改革开放以来我国中医界首位携夫人出国访问的专家学者。出访期间，皆被安排下榻总统套房，得到了邀请方最高规格的招待。

为了扩大双方的交流，陆老向日方建议，可邀请更多的中医访日。1986 年，日方邀请了四川省中医代表团赴日访问。由于《伤寒论》在日本汉方医学界的影响，陆老特别推荐了成都中医学院郭子光老师一同前往。郭子光老师在访问中做了有关《伤寒论》的讲演，亦得到了日方的高度赞赏，让日本方面更多地认识了四川中医。

之后，郭子光再次应邀赴日讲学，并与日方建立了良好关系。日方不仅捐赠了当时还不多见的 CT 检查仪，还与成都中医学院商定了定期派遣老师赴日进修，扩大了交流层面。之后继有谢克庆、马烈光等众多中医人士赴日讲学交流，其地点遍及东京、横滨、名古屋、大阪、神户、广岛、福冈等日本主要大城市，使四川中医的影响遍及全日本。

1989 年，陆老长子陆希赴日交流，被日本神户中医学研究会和日本东洋医学会接纳为会员。并成为日本 10 余处学会或中医讲座的主讲，以及 10 余处汉方医疗机构的临床指导老师，培养了大批日本医师。与神户中医学研究会共同翻译、编写了 10 余册中医著作，得到了汉方医学界的一致好评。并被日本大阪汉方医学振兴财团聘为学术指导、日本中医学会顾问。陆希利用与日本各学会的良好关系，促成了国医大师郭子光 3 次赴日讲学，以及卢崇汉、刘渊、江泳、李洪纬、张毅、傅元谋等先后赴日讲学，日本中医代表团访问成都，再次恢复了四川中医和日本的交流。

自 20 世纪 70 年代陆老与日方交往以来，至今已 40 余年。众多四川中医人士在日本进行了广泛的学术交流，与陆老出访日本架通了四川中医和日本汉方医学界学术交流的桥梁密不可分。日本友人奉为师表，执礼甚恭。陆老人品及学术备受日本同仁敬佩，得到日方极高称赞。

川派中医药名家系列丛书

临床经验

陆干甫

一、医案

（一）病毒性脑炎

张某，女，27 岁。1981 年 6 月 20 日初诊。

咽痛 4 天，加重伴心烦、神志痴呆 1 天。

患者于 4 天前出现感冒咽痛，1 天前上述症状加重，突然感觉心烦不安，继则出现神志痴呆、舌强不语、四肢强直、无故悲哭、不食不眠、呕吐泡沫黏痰、二便失禁，即入某院就医。服中药、西药后，病情持续，未见好转。遂转送某医附院，经脑脊液检查，诊断为病毒性脑炎。服西药病情不减，6 月 20 日由家人扶来就诊。

诊见：神志痴呆，问之不能应对，四肢强直。家人代述，月经淋沥 20 余天未尽，量少，时时苦笑。舌质淡，舌边有齿印，苔腻，脉弦。

辨证：风寒壅遏，营血郁阻，经脉气滞。

治法：以通络逐痰、温阳活血立法。

处方：

桂枝 12g	细辛 3g	川芎 12g	红花 10g
王不留行 15g	白芥子 12g	川郁金 12g	石菖蒲 10g
法夏 12g	天竺黄 12g	核桃树枝 100g	蜈蚣 2 条

服上方 6 剂后，稍能识人，四肢强直减轻，大便燥结，舌脉同前。上方去桂枝、川芎、白芥子、红花，加朱砂拌茯神 15g，粉葛 30g。6 剂后，诸症减轻，神志清楚，已能自述病情，脉来缓和，但反应迟钝，大便仍秘结，睡眠较差。再拟宁心疏肝通络法。处方：

天竺黄 12g	莲子心 3g	连翘心 20g	石菖蒲 10g
川郁金 12g	浮海石 15g	蜈蚣 2 条	地龙 15g
丹参 30g	朱砂拌神曲 15g	核桃树枝 100g	

在此方基础上，以桂枝、炮姜、焦艾、白芍、焦白术、刺蒺藜、珍珠母等药加减出入，共服 38 天 33 剂，诸症消除，病告痊愈。

按： 陆老认为，人体气、血、精、津是由气化生的，而阴阳气化又取决于阳气的发生和温养。如阳气未能充分生发、温养，则会出现"寒"的病理改变。"寒"即机体功能处于抑制的、迟缓的、退行性的状态，又是六淫病邪之一，因此，在辨证上有表寒（外感）、里寒（内伤）之分。里寒的病机是阳气不足以温养营血，若再遭寒邪入侵，可使原有病机深化，形成气血皆病，进而使体内阴阳气化发生障碍，五脏的协调功能亦因失却阳气的温运而被破坏。陆老针对阳气温运不足这一共同病机进行施治，取得了较好疗效。

（二）慢性咽炎

刘某，女，33 岁。1980 年 9 月 6 日初诊。

咽部疼痛有异物感 1 年余。

1 年前，患者咽部疼痛有异物感，伴口干不欲饮。经某医院诊为慢性咽炎，曾用青霉素等治疗，效不显而改服中药，曾先后服六神丸、射干麻黄汤、玄麦甘桔汤及犀角地黄汤等，历时 8 个月，病情不减，遂慕名就诊。有慢性胃炎、慢性肾盂肾炎史。

诊见：咽喉疼痛，声嘶，纳差，反酸，中脘时胀痛，矢气则缓，咯痰清晰，口干不欲饮，时觉背部恶寒，月经后期，量少色淡，咽后壁淋巴滤泡满布。舌淡红而润，苔薄白，脉细缓。

辨证：其证脉细而咽痛，治当用辛热药，顺其阴阳，则水升火降而咽痛自愈。即使有表病，亦只用辛温。若误用寒凉，多治乏效。

治法：温阳活血。

处方：

桂枝 15g	干姜 12g	细辛 3g	柴胡 20g
粉葛 45g	赤白芍各 12g	当归 15g	川芎 12g
郁金 12g	炙甘草 6g		

服上药 4 剂，喉痛减轻，声音嘶哑逐渐好转。遂守上方以瓜蒌、法半夏、防风、黄连、白芷、金铃炭等药加减，共服 3 个月。于 1980 年 12 月 15 日来信称：

咽喉疼痛、喉中异物感消失，声音恢复，咽喉壁滤泡消失，病已痊愈。

按： 对于慢性咽炎，陆老用调肺胃之气兼和营卫的治法，与一般用寒凉药以消炎（清热或养阴）确有迥然不同的效果。慢性咽炎属中医学喉痹范畴，早在 20 世纪 60 年代初，陆老就开始探索治疗喉痹的新方法。在长期临床实践中，陆老认识到，喉痹的病因病机系阳气未能升发温养导致气化障碍，既不是气虚，也不是阴虚，而是阳不化阴。古人有"归火归元"法治疗少阴喉疾，是指"虚火"所致无根浮游之火。于是从 60 年代始，陆老在归火归元法基础上，采用温阳活血法来治疗该病。他认为，咽喉系三阴交汇之处，其位属肺，盖阴津之散布赖阳气之升发，而脾胃为气血生化之源，若脾胃虚寒，致中气下陷，而使肝肾相火离位，而致一阴一阳郁结，谓之喉痹。一阴者，肝、心包；一阳者，胆、三焦。四经皆有相火，相火之根发自命门。而相火在病理中谓曰阴火，火乘土位，而使脾胃更伤，脾气下陷，上不能输精于肺，下不贮藏于肾，浮游之火上蒸咽喉而致病。亦有因外感过于表散，伤及营血；有因五志过极、起居不节、嗜食肥甘耗伤阴血、克伐元气；有因冷热失宜、饮食失调致肺胃气滞，脉络郁阻，营血温运失权。故临床上见到咽喉干燥疼痛，咽部有异物感、梗阻感，但吞咽顺利者，大部分是由于阳不化阴，以致肝肺气滞，胃失通调，营血不和。

陆老认为，慢性咽炎常表现为虚多实少，治以疏肝络、利肺气兼调营血。其辨证要点：口干不欲饮，舌质红或偏淡而润，脉重按无力，中按弦缓，浮取不应指，关键在舌脉。据其病因病机，制定主方：桂枝、干姜、细辛、白芍、川芎、当归、柴胡、葛根。若是萎缩性咽炎，舌光无苔者加乌梅、诃子。

陆老在临床中，尊古而不泥于古，在继承传统医术方面，并不芜菁不分，在实践的基础上勇于突破陈规，另辟蹊径，寻求新法。

陈某，男，73 岁。

咽部不适 20 余年，加重伴咽痛 1 个月。

20 多年前，因咽部不适、有异物感就诊，诊为慢性萎缩性咽炎，口服中西药（具体不详）治疗后无明显好转，后放弃治疗。1 个月前，上述症状加重，并出现咽痛、口干不欲饮，慕名来找陆老治疗。

诊见：午夜咽喉干痛、有灼热感，口干不欲饮，鼻干，唇燥，微咳，眠差多梦。舌质嫩红，苔少，脉细滑。咽壁黏膜色红光滑。

诊断：喉痹（肺胃气阻，营血不调）。

治法：利肺和胃，调营活血。

处方：

桂枝 12g	川芎 12g	当归 12g	诃子 12g
干姜 10g	细辛 3g	葛根 30g	柴胡 15g
白芍 15g	赤芍 15g	乌梅 15g	

连服 7 剂后症状消失。

按：临床上陆老治疗该病，疗效最快的服药 5～10 剂即见好转。反复发作、疼痛顽固者，连续服药 2 个月至半年也能痊愈。

曹某，男，35 岁。

因患慢性咽炎 1 年半，多处诊治无效而来就诊。

诊见：纳差，多梦，大便稀烂，胸闷，舌淡红，苔薄黄，脉弦。咽壁黏膜暗红色，咽后壁淋巴滤泡增生多个。

诊断：喉痹（肺胃气滞，营血不调）。

治法：利肺和胃，温阳活血。

处方：

桂枝 12g	干姜 12g	白芍 12g	川芎 12g
桔梗 12g	当归 12g	柴胡 15g	生山楂 15g
鸡血藤 30g	葛根 30g	细辛 3g	

连服 7 剂后复诊，症状消失，咽部检查正常。唯纳差、睡眠欠佳，予上法加健脾、养血、安神之品以巩固疗效。

（三）全身性系统性硬皮病

徐某，女，36 岁，教师。

反复出现雷诺现象 6 年，全身皮肤逐渐变硬，胸部紧束感 3 年，加重 1 个月。曾在多家医院治疗，但效果不佳，于 1988 年 11 月 28 日求治。

入院时表情木讷，全身皮肤变硬、变黑，以面、颈、胸、臀、前臂及大腿明显。双乳硬如皮革，其余皮肤蜡样光泽，扪之亦硬如皮革，纳呆食少，腰痛，少腹冷痛，声嘶，耳鸣，肢冷，自汗，肘腕及腰背部活动受限，二便尚可。舌质紫暗，苔白厚腻，脉沉细。血沉 60mm/h，AST 正常，谷丙转氨酶 220U，白蛋白 39.9g/L，HBeAg（－），肾功 Bun25U、Cr1.5U。

诊断：痹证（阳虚湿胜，脉络瘀阻）。

治法：温阳益气，活血通络。

处方：

桂枝 12g	干姜 12g	仙茅 12g	补骨脂 20g
川芎 15g	当归 15g	姜黄 12g	莪术 12g
红花 10g	川怀牛膝各 12g	细辛 4.5g	黄芪 60g

水煎服，日 1 剂。三七粉 4.5g 冲服，分 3 次服。

加减：伴舌淡苔白、背心冷、脉沉细，去桂枝，换肉桂 12g，加苍术 15g，巴戟天 15g，淫羊藿 15g，黄芪 40g；如雷诺现象明显，指尖疼痛，遇冷尤甚，舌淡，苔白，脉沉细，可加鹿角片 40g，熟地 30g，葛粉 30g，红花 10g，泽兰 12g，或去鹿角片 40g，加鹿角粉 3g，一次顿服。

在整个治疗过程中，陆老遵循温阳益气、活血通络的配方法度，为增强疗效，用复方丹参注射液 40mL 加入 10% 葡萄糖注射液 250mL 中静滴，每日 1 次，共静滴 47 天。该患者住院 92 天，显效出院。

随访两年，尚能坚持工作，未见复发。

按：全身性系统性硬皮病是内科的疑难杂症，同时也是介于内科和皮肤科之间的边缘性疾病，它的临床表现除皮肤变硬外，还会出现多脏器损害。该病治疗效果欠佳，且病程迁延，西药治疗无特效。激素治疗可改善症状，但不能根治，远期疗效差，副作用多，病人多不愿意长期服用。陆老用中药治疗全身性系统性硬皮病重在温肾阳及脾阳，有其优势及特点，也取得了良好疗效。在诊治该病的过程中，陆老巧妙地应用了正补法，还应用了相生的补法。其理在于：水是濡润形体的物质，肾气充足，水才能蒸化为气，运行不息，以成其用。只有人的气化之力充足，气化有常，体内所含废水才能排出体外，不致停蓄为患。所以，陆老在温肾阳的同时常佐以利水之品。五脏需要阳气温煦，才能完成气血津液的生化输泄及升降出入，任何一脏的阳气亏虚，损而不复，均可引起肾阳亏虚，所谓"五脏之伤，穷必及肾"。因此，调补五脏气血、阴阳、津液的关系，也就是间接调补肾阴、肾阳。

肾阳虚，气化失常，水邪为患，见于本脏则腰痛、少腹不仁；气化不利，湿阻筋脉，声带变厚则声音嘶哑、失音；阳虚不能化气行水，水湿停于腠理，筋膜受其影响，滞留胸胁，即成胀痛、疼痛；筋膜为湿所困，胸部有紧束感等；卫阳为湿所遏，浊阴凝滞，阴霾四布，症见畏寒肢冷、手指出现雷诺现象；湿滞肌肉，皮肤失营则麻木不仁，水湿充斥于腠理三焦，外不能从汗而泄，内不得从小便下行，则见水肿、皮肤变硬如皮革、面色变黑；肾阳不足，卫气乏源，既不能固护体表以防御外邪，又不能固护阴津令其内守，遂见体常自汗或易于感冒。壮肾阳亦补肾阳。阳化气，阴成形，肾阴、肾阳虚，五脏都要受其影响，通过补阴补阳，则气血阴阳生发有源，而五脏皆受其荫。由于阳虚多呈阴盛，通过温补肾阳可以消除寒象，王冰有"益火之源，以消阴翳"之说。陆老用淫羊藿、巴戟天、肉桂、鹿角片温补肾阳，同时，在温补肾阳方中纳入当归、熟地黄、川芎等滋阴补血之品，意在阴中求阳。陆老根据阴阳互根、阳以阴为物质基础等理论，壮阳滋阴，双管齐下，两顾其虚，故成效卓著。

治肾亦利水，肾阳虚损，气化失常，不能化气为水，水湿内停，而变生痰饮水湿等病变。陆老在本案中配伍黄芪补气升阳、益卫固表、利水消肿。配伍泽兰通利经脉、活血祛瘀、行水消肿。温肾壮阳利水，三焦水道通畅，体内所余废水才能排出体外，不至于充斥于腠理肌表，郁遏卫阳。

治肾宜活血行血。《灵枢·天年》说："天寿过度，气脉常通，而肾气有余也。"指出肾之强弱亦与气血的通利与否密切相关。陆老将桂枝、川芎、当归、熟地、红花、莪术、牛膝、泽兰等活血行瘀、通其肾络之品，纳入壮阳剂淫羊藿、巴戟天、鹿角片中，既温补肾阳、振奋阳气，又增强血运，体现了治肾亦宜活血的配方法度。调补五脏气血阴阳，相生而补。脾为后天之本、气血生化之源，肾藏精，有赖脾胃运化的水谷精微促其生化，通过补气运脾亦可补益肾精。方中如粉葛升发清阳、鼓舞脾胃清阳之气上行，加强转输之功；苍术燥湿健脾，运化水谷精微，供其生化；黄芪补益肺脾之气，还可补肺行气。陆老这种肾虚补肺，金水相生的治法，就是调补五脏气血阴阳、相生而补治法的具体应用。肝藏血，心行血，而血由肾主之髓化生，心肝血耗亦可波及肾及骨髓，导致肾精亏损，因此，补肝血、养心血亦可补益肾精，陆老在本组配方中巧妙应用了精血同源的理论。

李某，女，23 岁。1978 年 12 月 25 日初诊。

1977 年 7 月，经中国医学科学研究院附属医院分院（简阳）确诊为系统性硬皮病硬化期，经治疗病情持续。

诊见：面部及四肢部分皮肤发硬光滑、色白微黄如脂样，挤捏皮肤僵硬不能折皱，指、趾冷痛。自述畏寒、乏力、关节疼痛、汗出不温、腹时痛、纳差，偶有恶心，大便软，或腹泻，或便秘。月经并月或居经，经色淡、量少、期短。舌质淡嫩，苔薄白，脉沉细缓。

辨证：肾虚精乏，元阳不能温煦脾胃。乃气血之化源不足，精气不能充储于肾，脾肾阳气虚惫，互为因果。卫气温分肉、实腠理、充肌肤，阳衰，使营卫之气濡养肌肤不足而致僵硬不温。《素问·调经论》说："寒湿之中人也，皮肤不收，肌肉坚紧，营血泣（滞），卫气去，故曰虚。"阴盛则寒，证属阳虚血寒。

治法：主以温阳活血法。

处方：

鹿角片 12g	肉桂 15g	细辛 6g	天生黄（冲服）3g
补骨脂 30g	熟地黄 30g	当归 15g	三七（冲服）4.5g
干姜 15g	川芎 12g	红花 10g	胎盘粉（冲服）10g
苍白术各 12g			

上方为基础方。治疗中以黄芪、白芍、鸡血藤、巴戟天、牛膝等加减入药。半年后病情缓解，僵硬部分皮肤已松缓，畏冷已基本消失，大便已正常，纳减，精神转好，舌质转红而润，脉象沉弦而缓。月经在治疗第 3 个月后即一月一行，经量偏少，经色正，经期少腹有下坠及冷感，经期 3～4 日。1979 年 8 月，去北京原就诊医院检查，X 线证实胃肠道、食管蠕动增加，小肠蠕动稍差，软组织之钙盐沉积阴影淡化或消失，肺纹理较前清晰。病情较去年大有改善，现已恢复工作，继续治疗中。

按：本例为典型阳虚寒盛之证。寒性收引凝滞，其肌肤之病理改变是寒的直接表现；而经少、血虚之象，则是因寒致使气机不得以行而生化不足所致。可见，诸多症状，其根源皆是因寒而起，其治宜坚守温阳以散寒，阳复寒散，诸症可随之而解。

（四）风湿性心脏病

钱某，女，72 岁。1988 年 4 月 20 日初诊。

心悸不能自主 1 个月，加重伴气紧、头昏 3 天。

1 个月前因老伴病故，忧思太过后出现心中悸动，不能自主，稍劳即发，夜不能寐等症，自服复方丹参片等药后无缓解。3 天前，因天气转冷，上述症状加重，并感头晕，稍劳即甚，气紧，不能久行。经多方询问，慕名前来求治。

诊见：心中悸动，不能自主，稍劳即甚，气紧不舒，不能久行久立，并感头晕，胸脘痞满，形寒肢冷，恶心吐涎，不思饮食，小便短少。舌质暗红、苔白滑，脉结、两寸弱。

查体：心前区有抬举感，心界向左下扩大，心率 140 次 / 分钟，律极不规则。心音强弱不一，二尖瓣听诊区可闻及 2/6 级收缩期吹风样杂音。脊柱活动受限，双上肢肘关节、腕关节近指关节处及双下肢膝关节、踝关节近趾关节处均可见畸形、肿胀、触痛、活动受限，但局部肤色不变，无灼热感。

辨证：阳虚血寒，瘀血阻络。

处方：

白术 12g	干姜 10g	川芎 12g	制附子（先煎）12g
白芍 10g	赤芍 10g	炙甘草 10g	红参 15g
泽泻 15g	当归 15g	茯苓 30g	肉桂（后下）12g

上方服用 3 剂后，诸症减轻，思进食，无形寒肢冷，小便增多，双下肢浮肿明显消退。守上法，经治 10 天，诸症消失，以肾气丸善后。

按：本例患者年逾七旬，1 个月前因老伴病故而出现心中悸动，不能自主，稍劳即甚。目前的病状，可推测是因照顾老伴，操劳无休，耗神过度所致。且老伴去世后又夜难入睡，中焦失健。其症状以心气虚为主，并兼有阳虚寒湿、经络阻滞、血瘀湿聚等。其治当以补气为主，佐以他法。但本案所治，却以附子、肉桂、干姜大辛大热之品为主药，其意义在于温阳可助气之化生，使气得以快速恢复，并与红参合力，助当归、赤芍以活血，助当归、白芍以养血，助白术、茯苓以健脾化湿，助茯苓、泽泻以利水渗湿。

本案虽以心气虚为主，却未以补心气为主立法，而以温阳为主，其意是着眼于患者阳虚有寒。经言"气血者，喜温而恶寒，寒则滞而不能流"，若温阳不足，气滞血瘀不得改善，则补气亦难收速效。只有在无寒的环境中，气之恢复才会得以快速显现。若此病机不能充分理解，则会影响疗效，故该病未循常规而另行他法，获得显著疗效。

在内伤杂病中，具有瘀血病理的疾病不胜枚举，而活血之法理当是直接改善瘀血状态的不二之选。但血的循行需气的推动，亦需温煦的环境才能正常进行。由此可知，需要使活血得到最佳的效果，除考虑气之外，温阳之法是不应缺失的（除有热邪外）。只有如此，才能使瘀血的病理状态得到最快、最佳的改善。因而，具有瘀血病理的诸多疾病，活血之上宜加以温阳。

在临证中，陆老对诸多病症采用温阳活血法，皆获得了超越常法的疗效。由此可见，温阳活血法不仅丰富了针对瘀血病理状态的治疗手段，还从理论的深度上及临床疗效的程度上得到了提高。

（五）阳痿

陈某，男，42 岁。

心烦，同房时举而不泄 3 个月，加重 1 个月。

因公务繁忙，情志不遂，休作无定时而起居失度，出现心烦意乱、入寐难而多梦，并有头昏目涩、胸胁不舒、时太息。未及时医治，继则同房时举而不泄，但梦遗无碍，尚未介意。逾月，虽举但不坚，且不泄精，始赴医院治疗。或谓肾虚，或谓性激素不足，或谓性功能障碍，药后均无效果。几个月后，出现阳痿不用，其后服温肾助阳、填精益阴方药及泼尼松等治疗，病如故，未见明显疗效，遂多方求医，慕名前来就诊。

诊见：神情忧虑而形体不衰，面色语音正常。自述情欲有所减退，偶有兴致而不能勃起，但梦交一如常人。烦躁易怒，寐难易醒，入睡则梦多，凝神则头昏，注视则目眩，口干舌燥，纳食不香，恶油腻食物。小便有热感，大便时结。舌质偏红，薄黄苔，舌根部有泛黄腻苔，脉象弦数，两关明显，两尺均有涩象。

辨证：肝郁脾湿，郁而化热伤阴。

处方：龙胆泻肝汤加减。原方加茵陈 15g，粉葛 30g，去木通，改为白通草 1.5g。

二诊：上方服 7 剂，心烦头昏、目眩等症均有减轻，入寐较易，能酣睡四时许，梦已减少，阳痿如前，舌后根腻苔已退，脉象无明显变化。原方不变，再服 7 剂。

三诊：述欲念有勃起感而不举。头昏目眩已好转，胸胁闷胀减轻，自觉气塞，呃气后通畅，口干舌燥已缓，二便常。舌后根腻苔已退，薄黄苔仍在，两关弦象虽未去，但已有冲和之势，尺部涩象稍解。二诊方中当归改为丹参 15g，加川牛膝 15g。

四诊：上方服 10 剂，已稍能勃起，但瞬间即痿，自觉少腹有堵塞感。原方不更，再服。

五诊：服 7 剂，一周内两次勃起，虽欠坚挺却可勉为男女，泄精少许而不畅，弦涩之脉尚未平和，易方如下：

生地 30g	柴胡 15g	金铃炭 12g	白芍 15g
郁金 12g	川牛膝 15g	葛根 30g	龙胆草 10g
泽兰叶 12g	女贞子 15g	旱莲草 15g	丹参 15g

嘱其远忧思、慎房事、避风寒。

六诊：间断服药 5 剂，述已兴致而勃起如常人，且能射精，他症皆去，脉弦而冲和之气正露，涩象已解。用五诊方配水丸一料，以兹巩固，追踪 3 年无恙。

按：本病起于肝气郁滞不舒，横辱脾土。肝郁化热而伤及脾阴，脾气被克于前，脾阴复耗于后，散精之能于是不彰，损阳则湿内遏而不分渗，中焦壅塞，精气流布受制，故宗筋为之不用。且肝血未能充于肾，肾气亏而阳不举，其候成矣。坚肾之源，在于调达肝气，散肝经郁热，令脾不受制而能输布精微。调和肝脾，肾气得充，则其证可愈。

阳痿一症，医多沿法，以肾虚论治。陆老常言：今之社会形态已大异于古时，人际关系复杂，竞争四起，压力增大。阳痿之症，较之肾虚，因肝之疏泄而起更为常见。本案，前医未能细审病因，只循古之常法以补肾，不仅无效，反累其肝之疏泄，使阳痿不减反增。

（六）温病

1. 风温

李某，女，35 岁。

发热恶风、头疼 5 天，加重伴咯痰、胸疼 2 天。

5 天前出现恶风发热、无汗而头疼，脉浮紧而数，在当地求医，故用桂麻各半汤。服药后上述症状加重，2 天前出现汗出而热增、头疼欲呕、咯痰不爽而胸疼，故慕名来请陆老看病。

诊见：面红气粗，咽喉梗痛，口渴便秘。皆津液被耗，肺胃郁热内蕴使然，舌红苔黄、脉阴阳俱浮数，更为明证。

治法：当急解尚未宣透之邪，冀能外泄则安。

处方：

连翘 15g	金银花 15g	青蒿 9g	鲜芦根 30g
淡竹叶 9g	淡豆豉 9g	竹茹 9g	炒栀子 9g
大力子 6g	全瓜蒌 15g	前胡 6g	薄荷 5g

二诊：服用上述药物 2 剂后，热势已衰，头疼缓而呕止，咳虽爽，而痰稠，咽干思饮，大便解而小便黄。月信昨夕潮，先期三日，经色偏暗夹瘀，少腹攻痛，郁热尚未尽泄，唯信水适来，考虑热入血室而伤冲脉，拟清泄之中兼顾阴血。

处方：

南青蒿 9g	白芍 9g	丹皮 9g	丹参 9g
生地 9g	川郁金 9g	黄芩 9g	玄参 9g
象贝母 9g	云楂炭 9g	红泽兰 6g	

三诊：月信昨日净，期四日。进来神虽清而体乏，注目则头晕，口燥欲嗽，二便已知，纳谷不香，入夜尚有微热，心烦而寐不酣。垢苔退，舌质干红，脉寸缓而关弦。内蕴之热虽解，阴津滋复须待时日，治宜清养肺胃，能纳谷则告痊可。处方：

北沙参 15g	生玉竹 9g	鲜石斛 9g	白菊花 9g
云苓神各 6g	怀山药 9g	地骨皮 9g	知母 6g
黄芩 6g	天麦冬各 6g	荷叶 15g	

按：本例初起误用辛温。患者外室知医，谓始病即恶风发热、无汗而头疼、脉浮紧而数，故用桂麻各半汤，服药后汗出而热增，病情转剧。某与先祖为文字交，事后请故。问曰："口渴否？""渴。""发热而渴，不恶寒者为温病，不正指斯证乎？""恶风何解？""恶风非恶寒也，寒自栗，风拂面始怯耳。""无汗又何解？""温邪上受，肺被邪遏，卫气岂能开泄；观口渴即知津液内烁，汗何由立见，

邪正相争，热甚则升腾，瞬即熏汗自出，惜若不察而骤进辛温助阳，郁热内蕴，再劫其液，故汗出而热不退反剧。外感寒、温之别，在于口渴与不渴，若系口渴，倘是伤寒，已有内传阳明之候，麻桂岂相宜乎？""脉浮紧而数又何说？""浮在上焦。紧虽常为寒而数则为热，君云紧数并见，以脉证合参，数则热内盛，紧为腠理不得开泄，肺金被灼之故。""然则在卫汗之可也，岂有误乎？""否，温邪犯肺，法用辛凉宣透，邪随汗泄则热解；寒邪束表，卫外之阳不张，非辛温发散以助其阳，腠理何由开发！前者泄热，后为散寒，方法虽异，其理一也，视其所以而折之。"

此例治疗过程层次清楚，着手即宣透肺胃郁热，次则在肃清余邪中着重养阴保液；因值经期，阴血下泄，血府空虚，虑气阴未复之际，温热之邪乘虚而入血室，预测病机，上下兼及；次以清养肺胃善后。在与某君问难解疑时，关于证候之别、寒温之辨，清晰而明理，辨证严谨，遣药精纯是其特点。

林某，男，67 岁。

发热喘咳 7 天，加重伴神识时清时蒙 1 天。

7 天前，由于在外饮食不规律，春分甫过，脱帽露风而致发热喘咳，药用辛温后，热势昼轻夜重，1 天前神识时清时蒙。急请陆老就诊，查见面赤谵语，身如燔炭，大便数日不行，小便短，色如茶，唇焦齿板，舌红苔黄而干，脉象洪数。乃温热之邪已内陷心包，燔灼营分，虑旦夕再见斑疹，则前途颇为棘手。

治法：清透营热，冀其转气而出。

处方：

生石膏 30g	青蒿 9g	石菖蒲 6g	生地 20g
知母 6g	鲜芦根 30g	炒栀子 9g	黄连 6g
连翘 15g	竹叶心 15g	凉膈散 18g	紫雪丹 3g

顿服。

二诊：一剂未知，当晚斑疹见于胸胁，壮热谵语，神识昏蒙，唇焦齿槁，垢便滞下，高热不衰。营热再干血分，邪浊深入，危重可知。治宜凉血散血、解毒化浊，更须护阴救液，可期万一。处方：

| 生地 20g | 大青叶 15g | 黄连 6g | 赤芍 12g |
| 粉丹皮 12g | 全连翘 15g | 丹参 9g | 麦冬 9g |

紫雪丹每次服 3g（三服）　　　　　犀角屑（先煎，分三次兑服）10g

三诊：昨夕秽便通泄一次，斑疹已未再发，不更方再服。

四诊：两剂后昨晚昏睡达旦，热势稍衰，今晨再下秽垢。神识稍清，谵语断续，斑疹已退大半，唇焦齿槁如故。脉沉数而弦，邪势尚盛，紫雪丹只晚间顿服一次，不更方。

五诊：谵语虽停而神识昏蒙，热势稽留，便秘又见，喉间痰声咯咯，辘辘上下，手足瘛疭，面色晦滞，热邪深伏，心肝营阴俱耗，烁液为痰，痰热阻塞络道，固有因也。清肝泄浊，涤痰以宣通络脉，候其机转。处方：

羚羊角（锉末，先煎兑服）3g	鲜生地 20g	胆星 9g
竹沥（冲服）一小杯	半夏 9g	石菖蒲 6g
万氏牛黄清心丸（研冲）1 粒	生牡蛎 15g	黄连 6g

六诊：便泄臭秽后神识转清，热减虽微。瘛疭几逝，咯出黄稠黏痰，胸脘稍舒。瘀热夹痰稍有松动，乘势再进。上方再服 2 剂。

七诊：瘛疭止而神识仍时作昏蒙，日晡热升，丑寅之交始渐缓，午夜心烦，躁扰不安，耳聋失聪，语涩，营阴为邪所耗，痰热蒙蔽心包，络脉遏阻，机窍不灵，昔贤每用芳香开窍，此证在于痰浊，更加阴津消烁，不宜辛香走窜。清肝泄营以逐郁热，涤痰通络以宣通清窍。处方：

羚羊角（锉末先煎，兑服）3g	竹沥拌法夏 6g	天竺黄 9g
石菖蒲 6g	胆南星 6g	带心连翘 9g	玄参 9g
竹茹 9g	川贝粉（冲服）6g	大生地 9g	郁金 9g

八诊：神志已清，午后仍有微热。苔干黄，中心略腻，子夜仍心烦不寐，脉滑数不宁。立法不更。处方：

鲜生地 15g	天花粉 9g	青黛 6g	海蛤粉 9g
玄参 9g	竹沥拌法夏 9g	丹参 9g	丹皮 6g
知母 6g	天竺黄 6g	带心连翘 15g	

九诊：斑疹已退，神清已知问询。唯午后仍有潮热，烦躁而夜寐不安；津枯耳聋，语迟未见松缓。舌底红，苔黄而乏津，痰浊已得清化，阴液尚未滋复。拟从养阴生津、和营通络着手。处方：

米洋参 9g	鲜生地 15g	花粉 9g	丹参 9g

| 鳖甲 12g | 知母 6g | 地骨皮 9g | 桑椹 15g |
| 丝瓜络 9g | 天竺黄 9g | 杭白芍 9g | 贝粉（冲服）10g |

十诊：诸症俱见松缓，原方再进。

十一诊：舌底津回，语、听俱有进步，脉躁动已平，不更方继服，4剂。

十二诊：内陷之邪虽由少阴而出，然肾精肝血耗损。近来耳失聪已霍然，语言如常，其缓而乏气，真元不足之故；神疲身倦，纳食不足以充营卫，乃枢机应从化源着意，始生复有权，病可望愈。处方：

西洋参 9g	杭白芍 9g	云茯苓 9g	石斛 9g
大豆黄卷 9g	丹参 9g	北五味 6g	枸杞 9g
广木香 6g	砂仁拌熟地 12g	法夏 9g	

按： 此例亦为风温误用辛温发汗致邪热内陷。临诊时辨为气分郁热，着手即用银翘白虎汤，家属畏药寒凉，更医以柴胡桂枝汤，病转剧，复邀陆老会诊。患者乃川中名宿，初用紫雪丹，家属即表疑虑，再进牛黄清心丸，又持异议："方中已用羚羊角，复用牛黄清心，寒凉过甚，正气能支否？"陆老认为，邪热内陷心包，痰浊遏阻清窍，肝风挟痰热上旋，脑海为热所乘则上闭，肾精为热所烁则下竭，若不开窍护心、醒脑通络、涤痰化浊，内陷之邪何由开泄？不如此正气行将耗竭矣。患者病虽为热，大剂迭投，不虑老年非壮实之体，元真不受损耶，此为耗元真者，温热之邪，精津液血无不为热煎熬，最为危殆；气之伤在于阴之损耗，倘真阴存则气可续，泄热即所以存阴，标急邪盛，寒凉何碍！热者寒之，实者泄之，踌躇忍手，一旦液（阴）竭，即气（阳）灭之日也。热病应遵"保得一分阴在，留得一分命在"之旨。

2. 湿温

林某，女，47岁。

发热、咳嗽3天，加重1天。

3天前出现发热、咳嗽、胸脘窒滞、喜热饮而饮入则呕、腹满不矢气、便秘。1天前，在外院误作风热，进青蒿、连翘、黄芩等，汗出而热不退，遂请陆老诊治。

诊见：心烦闷，咳则气促，舌苔白滑后根腻，中心略微泛黄，脉来细滑而数，湿热交蒸，上中焦俱病。

治法：清宣淡化。

处方：

南藿梗 9g	姜半夏 9g	厚朴 9g	全瓜蒌 15g
薏苡仁 9g	郁金 9g	石菖蒲 6g	白蔻仁（打碎）9g
六一散 18g			

二诊：清宣淡化使气分之邪松透，病退尚不足道。湿邪遏滞郁蒸上焦，肺气不降，咳则气逆，痰稠不爽，便秘未通，胸脘烦闷，此皆肺胃之气机不调，通便必当疏肺，下之则不可。处方：

全瓜蒌 20g	冬瓜仁 20g	葶苈子 9g	莱菔子 9g
佩兰 9g	广藿梗 9g	半夏 9g	竹茹 9g
茯苓 9g	苏梗 6g	枳壳 6g	

三诊：垢滞昨晚两解，诸症均有减轻，尤以胸脘闷窒为显；舌苔得化，脉数已宁，唯湿邪流连，暂安不容缓手。

前方去葶苈子、莱菔子，加苦杏仁 9g，鲜枇杷叶 9g。

四诊：昨晚头汗，大便再下秽浊，咳逆已失，胸闷亦减，口已不渴，身热已微，湿邪虽泄，唯午后尚有潮热，舌苔尚未净化，脉仍有滑象。升降之权渐复，势尚不能改弦更辙；湿邪黏滞，反侧必有变。处方：

茵陈 9g	郁金 9g	滑石 15g	豆卷 15g
茯苓 15g	淡干姜 6g	杏仁 9g	佛手 9g
泽泻 6g			

五诊：气逆虽平仍咳唾黏痰，午后尚有发热，不欲纳食。热势之不退尽，系脾湿内遏未清所致，从里清化，尚待时日。上方再进不更。

六诊：内搏之湿已得清化。务戒荤腥，清淡以和胃气，善后无虑。处方：

云苓 9g	薏苡仁 9g	广陈皮 6g	建曲 6g
法半夏 9g	豆卷 9g	青木香 6g	白通草 15g
白蔻仁（打碎）6g			

按：湿温为病，最忌起手即用苦寒阴柔之品，盖湿为重浊阴邪，再与热合其胶着之势，难以速解，总以淡渗宣化、疏理气机为宜。此例初起误作风热，用方过于凉泄致湿邪内陷，湿滞中焦而与热合，为湿重于热之候。湿热郁遏，气机阻

滞而使肺气宣降失权，胃为邪阻亦失和降，故便秘未采用下法以攻下积滞，唯主宣通肺气，化湿以疏泄中焦，如此其腑气自通，病自缓除。湿重于热候，当以芳香化浊以开泄中宫；湿从燥化，苦寒泄热虽可清其标热，若不分渗湿浊而侧重清热，反令湿滞，故本例未入芩、连、蒿、栀之属，仅以苦温通泄、芳香化浊以清宣气机，直至病可。

庄某。

湿温症已届三候，温已为热，湿已化燥，妄言谵语，汗出而身热如焚，手足撮搦，彻夜烦躁，小便短赤，不更衣已五日，唇焦齿板，昨晚红疹显现，今则满布胸胁。风痉之象已见，热邪深入营阴，津液耗竭，脉来弦数。危候当前，急拟清营凉血、息风止痉，挽其欲绝之津，以留将亡之气。

处方：

地龙 20g	牡蛎 15g	赤白芍各 9g	鲜生地 20g
大青叶 15g	天花粉 20g	粉丹皮 9g	竹叶心 15 根
玄参 12g	银花 12g	紫雪丹每次 3g（三服）	

羚羊角（锉末先煎，兑服）3g

二诊：连进两剂，病势似觉松缓，危象未减，前诊方再服 2 剂。

三诊：撮搦已止，红疹渐退，身热口渴已减，烦躁稍安，谵语断续，唇燥少润，舌干红乏津，溲仍短赤，大便昨日滞下，色褐干结，脉弦数不宁，肝肾之阴伤耗过甚，营热之势未颓，立法应证，宗前方意再进。处方：

生地 20g	地龙 12g	鲜芦根 20g	石斛 15g
丹皮 9g	赤芍 9g	地骨皮 12g	知母 9g
紫雪丹 1.5g	羚羊角（锉末先煎，兑服）2g		

午晚各服一次。

四诊：凉肝生津、清营透邪大剂迭投，正气已回，邪热得解。灼热谵语俱逝，大便畅解后，入寐安静，神清，舌面光红失润，脉细数不宁。生津滋液以复营阴，稍兼泄热。处方：

西洋参 6g	鲜生地 18g	石斛 15g	川贝粉（冲服）3g
鲜藕 30g	鲜芦根 20g	麦冬 9g	莲子心 1.5g
粉丹皮 9g	鲜竹叶 20 片	地骨皮 12g	

五诊：上方已服 4 剂，诸症尽解。虽神清而觉气短，眠安而身倦懒言，腑气通畅，溲觉微热，口欲温饮而饮入不多，纳食乏味，食入反脘闷不舒。正气生复，赖脾胃生化有权，气血和调。需益气和胃。处方：

米炒党参 15g	白茯苓 9g	炒白术 9g	砂仁（研末冲服）3g
生怀山 9g	广陈皮 9g	楂炭 9g	米百合 9g
石斛 9g	冬瓜仁 15g	陈枳壳 6g	炒谷麦芽各 15g

按：湿温病之湿浊化燥入营，治法不应拘泥于一般常法，清泄营热以救阴生津，同其他温热证同。此例临证时已属三候之期。析前方均以渗利分消方药，其湿已化燥，再予以分渗是更损其津液，最后可能造成阴竭津枯。热极生风，已证阴液营血俱耗，即使非"三仁""连朴"之故，亦属延误病情而使病势恶化。湿温变证虽多，以此最应分清。

（七）无脉症

韩某，男，40 岁，医务人员。

病员于 1959 年 9 月清晨忽然晕倒。在当地诊所（具体不详）拟诊为低血糖休克。发病数月，感有上肢时易疲劳，并有轻度疼痛及发麻、发凉、记忆力减退、阵发性头晕目眩、情绪易激动等。认为是风湿而服抗风湿药，病情持续。此次晕厥救治复苏后，头晕痛加重，经对症治疗，病情有所缓解。半年后又忽然晕厥，治疗后头痛如裂、眩晕不能起坐、心悸气短，右手脉搏可扪及，左手脉搏扪不着。血压右侧 86/52mmHg，左侧测不出。转来成都某医院住院治疗，诊为"无脉症"。曾用烟酸、低分子右旋糖酐治疗，效果不佳，转中医处理。

诊见：病员形体丰盈，面色不华，精神萎顿，语音无力，四肢不拘挛，两目不浑浊，舌质淡嫩，苔薄白而润，脉象右部沉弦小涩，左部轻取、重候俱无，血压右侧 90/56mmHg，左侧测不出。述阵发性头痛，痛缓则晕，心悸气短，胸部痞塞，身软无力，关节疼痛，稍动则缓，易疲乏，记忆力进行性减退，纳少，眠极差（服安眠药可入睡 3 小时许）。病员自感预后不良，颇为不安。

"经脉者，所以行气血而营阴阳、濡筋骨、利关节者也。"经脉闭阻，盖由气血失和所致。心主血属阳，阳化气为行阴；肝藏血主经络，属阳中之阴，血为之养，经营灌注周身，赖气血充盛，如阳衰气弱则营血凝滞，阴寒之气留着经脉，营血濡养不足，使筋经阻滞。

厥阴之脉起于足大指，上交巅顶，血寒不得温煦则凝滞；心阳虚则推动乏气，故有头晕头痛、体怠乏力；心自养不足，故气短心悸；精气不能上荣于脑，故记忆力差。

诊断：血痹（阳虚血寒）。

治法：温阳活血。

处方：

肉桂 15g	细辛 6g	川芎 12g	红花 10g
当归 15g	石菖蒲 10g	郁金 10g	桃仁 10g
石决明 30g	沉香粉（冲服）1.5g	三七粉 4.5g	血竭（冲服）4.5g

上方服 10 剂后，头痛减轻，失眠好转，已能不用安眠药而入睡 3 小时许。纳食增，心悸减轻，右部脉象如前，左肢脉仍扪不清，血压左侧仍测不到。原方去石决明，加泽兰 10g，再服 15 剂。

药后，病员已能步行数里，并能登楼应诊而心累气短已微，头痛已愈，眩晕尚未全好，纳食恢复病前食量，睡眠正常。左部脉已应指而动，左侧血压 86/52mmHg。上方加桑寄生 30g，牛膝 15g，干姜 15g，蜜丸或滋膏以善后。

（八）腹泻

1. 风寒夹湿泄泻

张某，女，25 岁。

发热恶寒、腹痛吐泻 1 天。

1 天前，患者在饱餐后脱衣，后又饮凉茶一杯，下午 7 时许突然腹痛吐泻，呕吐清水并有少量食物残渣，泄稀便一次，继下水样便 2 次，伴发热恶寒，自服解热止痛散包、维生素 B$_1$、中药止泻合剂，次日来门诊就诊。

患者述头痛，发热恶寒，胃脘及腹部胀满不适，腹痛阵作，痛时即泄，泄后痛缓，口干，饮水则呕。舌苔白微腻，脉象濡数。体温 37.8℃，大便镜检：脂肪球（+），白细胞 15 ~ 20/ 高倍视野，脓细胞 3 ~ 5/ 高倍视野。血常规检查：白细胞 10.4×10^9/L，中性 74%。

诊断：泄泻（外感风寒，中焦湿阻）。

治法：散寒和中，芳香化湿。

处方：藿香正气散加减。

藿香 10g	白芷 10g	苏叶 10g	防风 10g
佩兰 10g	厚朴 10g	泽泻 10g	茯苓 15g
黄芩 10g	莱菔子 30g		

二诊：患者服两剂后，发热恶寒、呕吐均除，唯脘腹不适、纳差神疲；舌苔已退，脉象已缓。上方去白芷、苏叶、防风、莱菔子、泽泻，加青木香、苍术、白术、神曲、陈皮以善后。

按：本例系由外感风寒复误食生冷，风寒内阻于脾胃，食滞中焦而湿自内生。卫气不得宣透，故恶寒发热；寒湿遏阻中焦，故呕吐腹泻。用辛温解表以散风、芳香化湿以除湿浊而痊愈。

2. 湿热泄泻

陈某，男，48 岁。

发热恶寒、腹痛腹泻 2 天，加剧 1 天。

2 天前，患者因劳动后淋雨，晚饭后即发热恶寒、头痛身疲、脘闷欲吐，自服九味羌活散一包，服后得汗，次日恶寒去而发热如故。自觉腹痛，随即下泻，解黄色稀便，又服糖盐水一杯，服后即欲呕，腹痛阵作，泻稀薄便 4 次，来门诊治疗。

患者诉脘腹胀痛，以腹痛尤甚，痛即泻下黄色稀水样便，口渴，烦热欲冷饮，小便黄少而热。舌质偏红，黄薄腻苔，脉象数。血常规检查：白细胞 12.8×10^9/L，中性 70%。大便镜检：脓细胞 10 ~ 15/ 高倍视野，白细胞 8 ~ 15/ 高倍视野，红细胞 5 ~ 8/ 高倍视野，体温 38.4℃。

诊断：泄泻（脾湿化热，郁阻中焦）。

治法：清热利湿。

处方：葛根芩连汤加减。

| 粉葛 30g | 黄芩 10g | 黄连 5g | 马齿苋 30g |
| 豆卷 10g | 泽泻 10g | 茵陈 15g | |

按：本例为劳动后淋雨，时值初夏，服九味羌活散之温散，致郁热内结而不散，故以清解胃肠之热为法。

3. 脾虚寒湿泄泻

江某，男，40 岁。

反复腹痛、腹泻 5 年多。

5 年前，进不洁食物而致腹泻，经治疗痊愈。其后每遇腹部受凉或食生冷后即腹痛腹泻，用相关抗生素及中草药治疗均无明显效果。经某医院做乙状结肠镜检，诊断为慢性结肠炎。曾予金霉素保留灌肠，内服鲜马齿苋每日四两，治疗 1 周，腹泻如故，且食纳、精神更差，来院门诊就诊。

诊见：面色白而无华，体倦乏力，纳差（日进四两左右），口淡，喜热饮。脐周有压痛，以左侧较著。近周来大便每日 3 ~ 5 次，腹痛绵绵，痛甚即泄，便稀薄而有黏液，时带脓血。舌质淡嫩，有薄白苔，脉沉弦细。大便培养无致病菌生长。

诊断：泄泻（脾胃虚弱，寒湿郁滞）。

治法：健脾除湿，温中散寒。

处方：理中汤加减。

| 米炒党参 30g | 焦白术 12g | 炮姜炭 12g | 炙甘草 9g |
| 白芍 12g | 青木香 6g | 当归 9g | 桂枝 6g |

二诊：服上方 4 剂后，大便次数减少，但仍系稀薄便，黏液减少，便血已去，腹痛已缓，胃纳稍增。原方再服 6 剂。

三诊：脐周及左侧痛已不明显，大便每日 1 ~ 3 次，黏液更少，粪便先软后稀，精神较前转佳，纳食日进六两许。舌质转红，仍有薄白苔，脉象中候缓涩。前方去当归、桂枝、炮姜炭，加砂仁粉（冲服）3g，茯苓 12g，炒谷麦芽各 24g，干姜 3g。

四诊：上方连服 8 剂，大便次数已正常，软便或成形，腹胀则矢气。大便常规检查：白细胞 1 ~ 3/ 高倍视野。舌质偏淡，有薄白苔，脉弦缓。改以参苓白术散加减以善后。处方：

党参 15g	焦白术 9g	白芍 12g	茯苓 12g
粉葛根 15g	薏苡仁 15g	木香 6g	黄芩 6g
陈皮 6g	神曲 9g		

按：本例病史长达 5 年，临床所见为一派脾胃虚衰、寒湿凝滞之象。按"久

泻为虚"而迭进清热利湿药，苦寒之剂更伤脾阳，以致寒湿不得温化而泄泻不止。以温运中焦、健脾益气、祛寒散湿为法，取得疗效。

4. 肝脾不和泄泻

欧某，女，30 岁。

反复腹泻 2 年多。

2 年多前，因情绪波动于当日午餐后觉胁闷腹胀，服"山楂内消丸"即腹泻一次，症状未除，自觉烦躁。其后更出现纳差、失眠，又服颠茄合剂及维生素 B₁、酵母片等，症状一度缓解。继而出现头昏、心悸、记忆力减退、胸闷、腹泻便秘交替。月经后期，血色黑、有絮状物及瘀块，经期延长，月经期上述症状加剧。患者情绪易波动，波动时腹泻每日 2 ~ 3 次，稀薄或水样便，肠鸣增加。曾诊断为"胃炎"，经胃液分析，胃肠 X 线钡餐检查无器质性病变，乙状结肠镜检查无异常。最后经某医院诊断为胃肠神经官能症。中西药治疗无明显效果，来我院门诊就诊。

来门诊时月经来潮两天，两胁及乳房胀痛，头痛心烦，腹痛肠鸣，痛则泻稀薄水样便，每日 2 ~ 4 次，纳差神疲。舌淡红，薄白苔，脉中后弦，重取乏力。

诊断：泄泻（肝郁血虚，脾虚夹湿）。

治法：疏肝解郁，健脾和中。

处方：逍遥散加减。

柴胡 9g	当归 9g	白芍 24g	茯苓 15g
焦白术 12g	茺蔚子 12g	丹参 15g	炙香附 9g
炒枳壳 9g			

二诊：月经于服药后第 3 日即净，经期较以往缩短。腹痛已缓，大便每日 1 ~ 2 次，为稀粥状。睡眠、饮食好转。上方去茺蔚子、枳壳，炙香附，加青木香 9g，陈皮 9g，共服 6 剂。

三诊：一般情况均较前好转，唯稍食油腻即腹泻，泻前腹痛，泻后痛止。舌苔薄白，脉象弦缓。用泻肝补脾法，以痛泻要方加味。处方：

焦白术 15g	炒白芍 30g	炒陈皮 12g	防风 12g
粉葛根 30g	青木香 9g	炙甘草 6g	

上方连续服半月，精神好转，睡眠、饮食均佳，食脂肪厚味及水果已不复腹

痛腹泻，大便每日或间日 1 次，软便或成形。下次月经来潮（周期 29 天）时门诊：腰酸、小腹坠胀不适；血色红，无瘀块，经期无腹痛；大便稀薄。以加减逍遥散再服。经期 5 天即止。

按：本例为郁怒伤肝，使肝失条达而横逆脾胃，脾气不得健运，气机失调而清气不升。久郁伤血，肝不得养而气愈横，脾受制而失健运，故出现肝脾不和的一系列症状。泄泻为脾虚，痛为肝气实。疏肝解郁，使肝气得条达则可以止痛；扶脾和中，使脾气健运则可以止泻。

泄泻因于外感者，较易治疗；因于内伤，或久泄又兼他证者则较难治疗。虽然如此，只要辨证准确，审因施治，顺势调理，即使久泄亦可痊愈。一般来说，初泄正气未衰，以祛除外邪为主，分清病因属性，如风寒、热（湿热、暑热），所谓"暴泻属实"；久泄多系虚证，以扶正为法，辨明是肝郁血虚，或肾阳不足，或中气下陷，针对病机，遣方用药，也可以收到满意效果。总之，泄泻不论新久，不论病因如何，都是脾的病变。在治法上，前人经验及实践证明，"初宜分利中焦，渗利下焦。久则升举，必滑脱不禁，然后用涩药止之"。至于泄泻用固涩药，必须是泄泻无度的脾肾阳虚的虚寒证，如为湿热等外邪侵袭，则绝不可收涩，误用则邪滞于内，变生他证。另外，要掌握两个要点：初泄不宜过用苦寒清热药。所谓"过"，不仅指单味的组合，还包括清热泻火方剂的重复应用，因为苦寒药有损脾阳的作用，故病情缓解即适当抽去一些，即方药随证的进退而有所变化。久泄补虚，也不应一律用甘温药。甘味药滋腻而不利水湿的分渗，特别是气机不畅者过用甘味药有阻滞的副作用。这是临证时不可不注意的。

陆老认为，中医称腹泻为"泄泻"。"泄者，如水之泄，势犹舒缓；泻者，势似直下，微有不同，而其病则一"。此指排便次数增多，日 3～5 次至 10 次以上，粪便稀，甚至泻出水样便。亦有粪便中夹有脓血或黏液，但无里急后重的症状。

腹泻有急慢性之分。急性腹泻：发病急，病程短，以邪实（湿盛、阳热）为主；慢性腹泻：病程长，且反复发作，以脾虚为主。急性或慢性腹泻又可根据一定的条件而相互转化。如机体正气不足，或治疗不当、不及时，则急性可以转化为慢性；反之，慢性腹泻又可因外邪侵袭、饮食不调、精神因素等而急性发作。

腹泻是脾胃功能障碍的病变，虽然与脾、胃、大小肠都有关系，但以脾为主。"泄泻，脾病也"，致病之因很多，又以湿邪为发病的主要因素，即"无湿不成泄"。上述论点是基于对脾的生理常态和病理改变的认识而来的。脾主运化、散布精微，其气升，其性喜燥恶湿。若因外感、内伤使脾阳（气、功能）受到伤耗，则对水谷的消化、吸收、排泄出现障碍。水不能正常分渗而成湿，谷不能消磨而为滞，从而使精微之气不得正常输布，小肠的受盛功能受到影响，进而清浊不分，混杂泻入于大肠而成泄泻。

根据腹泻的成因，临证时大约可分为以下几种情况：风寒、湿热（暑热）、伤食、脾虚胃弱、肾阳不足、肝脾不和等。在调理脾胃、祛除湿邪的前提下，针对病情可采取清热燥湿、淡渗利湿、芳香化湿、温寒散湿、助阳益气、疏肝理气、涩肠固脱等法。

（九）脑炎后遗症——脑萎缩

赵某，男，18岁，学生。1989年12月28日初诊。

发作性神志不清2月余，1周前突然昏迷。

现病史：病员于1989年9月4日患乙型脑炎，住传染病医院治疗，同年10月18日痊愈出院。出院后家属发觉其注意力不集中，精神萎靡，体乏肢倦，少与人语，时时欲寐，稍看电视及图书则头昏脑涨，不能坚持。即赴某医院门诊，考虑病后恢复期，除常规检查外，未做特殊处理。转赴某医大附属医院内科门诊，初步诊断为"神经衰弱""内耳眩晕病"。予参脉口服液（古方生脉散制剂）、丹参片、维生素C、维生素B$_1$等药。10月24日上午8时左右，晨起穿衣时突然出现意识障碍，少顷自行清醒，复至上述医院就诊，诊断同前。予针刺神门、内关、三阴交等穴，药物另加人参养荣丸。药后尚无不适，唯神情日趋淡漠、阵发性木然呆视，然问询尚能正确应对，后逐渐发觉其反应迟钝，生活中有时手足失措。

11月21日上午9时许，又突然出现意识障碍，约十几分钟后自行恢复，问之无所苦。此后，病员自查出现阵发性意识障碍，瞬间恢复正常，精神差，饮食减少，大小便尚可。再次赴原诊医院复诊，仍作上述处理，病情持续。12月19日上午9时许，家属见其尚未起床，前往探视，见病员昏睡不省人事，呼叫不应，扪之发热，急送原诊医院急诊，即被收入住院。

既往史：3岁患麻疹合并肺炎，9岁患腮腺炎。

生活史：无特殊。

家族史：父母健康，家族中无精神病患者。

入院时检查：体温 39.5℃，呼吸 20 次 / 分钟，脉搏 108 次 / 分钟，血压 138/88mmHg。血象：红细胞 3.45×10^{12}/L，白细胞总数 11.8×10^9/L，多核 70%。脑脊液：微黄，雷氏试验（+++），细胞计数 91，内计红细胞 20，白细胞 71，分类多核细胞 55，单核细胞 16，糖 58mg，氧化物 720mg。尿检：蛋白（+），上皮细胞（++）。神经系统检查：四肢肌张力较差，肌腱反射亢进，巴宾斯基征（+）。脑电图：广泛性高电压。

诊断：脑炎后遗症脑萎缩伴感染。

入院后予青霉素、头孢菌素静脉输入，随发热减退而渐苏醒，意识时清时昧，有时昏睡，问询尚能正确应对，以上午较好、日晡后较差。家属坚持请中医治疗。

诊见：病员闭目侧卧，呼之即睁目，面色晦涩无华，皮肤干燥失润。唇干红乏津，能伸舌验苔，质偏红而乏津液，舌中心有干黄燥苔，脉象浮取不清楚，中候弦涩，久候乏气。家属谓：午前神识尚好，午后则恍惚，不时呻吟。此为脉络瘀滞，精气失养于心，不能充荣于脑，清空滋荣不足，故心神失守而恍惚。治应益心肾之虚，健营卫生发之气，当滋阴复荣、养血通络法。

处方：

人参 10g	麦冬 10g	山萸肉 10g	枸杞 10g
生熟地各 15g	丹参 15g	红花 6g	川芎 10g
桂枝 6g	炙甘草 3g		

二诊（1990 年 1 月 3 日）：上方首剂后无不适，遂连续服 5 剂，昏睡似有减少，唯精神差，表情淡漠，懒于应对，活动移时即感疲乏，旋即卧床，闭目欲寐，舌脉如前。上方加生黄芪 15g，葛根 15g。

三诊（1990 年 1 月 10 日）：二诊方已服 6 剂，上午精神有明显好转，可不卧床，午餐后即疲惫，感头昏胀、心悸难受，随即卧床不与人语，日晡后情况更差。唇舌津液稍显回润，浅黄苔犹存，脉象似弦涩，偶见代脉。上方不更，再服观变。

四诊（1990 年 1 月 16 日）：上方已服 6 剂，午后情况转好，迭呼头昏脑涨，心悸难耐，日晡后显烦躁，面色晦涩稍去，纳食唯进稀粥，拒食干品，二便尚可，喜温饮，恶甘味，脉象似弦涩，代脉未除，舌体津液未充。上方不更再服。

五诊（1990年1月22日）：病员昨日午后3时左右意识又出现障碍约10分钟，针内关、人中、合谷后，今日上午精神尚好。自述心内空虚则感头昏目眩，闭目则缓解。浅黄舌苔已退，舌质不似前偏红而偏淡，脉象弦细而涩，沉取微。此乃阳气温运不足，则阴精滋复无权，拟温阳益气、养血通络法。处方：

黄芪 30g　　　　桂枝 10g　　　　干姜 6g　　　　菟丝子 12g

川芎 10g　　　　当归 10g　　　　红花 6g　　　　砂仁 15g

熟地 15g　　　　细辛 4g　　　　葛根 15g

三七粉（分3次冲服）4.5g

另：黑芝麻、胡桃肉熬粥，早餐时服。

六诊（1990年1月28日）：五诊方服6剂，病情明显转佳。上午精神良好，室内、户外活动如常人，午饭后午睡约2小时，纳食增，恶油腻，大小便正常。脉象两部均弦缓，沉候乏力，舌质偏红，津液较前充润，喜温饮而恶寒凉。上方有效，不更方再服。

七诊（2月12日）：病员于1990年2月10日出院，今日由家属伴来门诊。家属谓出院前4日午后3时许意识障碍略有发作，瞬即恢复。近1周来病情稳定。临床症见神识清楚、精神好、面色正、肌肤已现丰泽。自述不能阅读书报，注目则头昏脑涨、眼涩、心悸，看电视亦如此，午睡后时有心烦感，喜静恶闻音响，有时自觉头脑空虚，有恍惚不清楚感，纳食已趋正常，喜食酸而恶甘甜食物，傍晚时自感手足不温，记忆力差。舌质偏淡，稀薄苔，脉象两部均寸浮无力，关弦，尺弱。据证，元阳尚待兴复，再应温肾以宁心神、和营以通血脉。处方：

鹿角片 15g　　　肉桂 6g　　　　巴戟天 10g　　　三七粉（冲服）3g

补骨脂 10g　　　干姜 6g　　　　川牛膝 6g　　　　川芎 10g

红花 6g　　　　丹参 15g　　　　紫河车粉（冲服）6g

另：黑芝麻、胡桃肉熬粥，早餐时服。

八诊（2月24日）：述病情稳定，除仍苦于不能阅读书报，以及用脑即感头昏、目涩、心悸外，他无所苦。病员不愿再服煎剂，即用上方加量做成膏剂，每次 15mg，日服 4 次，早餐依然服芝麻胡桃粥。

九诊（4 月 7 日）：服膏剂后病情稳定，面色晦涩已除尽，神态正常，语言有序，应对无误。述白昼似有阵发性头昏，午后有时精神恍惚，阅读书报及注目视物即感头昏脑涨、心悸难耐，入寐迟，上半夜反侧，子夜后始渐入睡。舌质嫩红少苔，脉象两寸俱数，关脉左弦右缓，两尺细弱，久候应指。再予温阳益气、滋阴和荣。处方：

鹿角胶 150g	龟甲胶 150g	河车粉 100g	肉桂 60g
生黄芪 150g	干姜 60g	桑椹 150g	枸杞 100g
丹参 150g	米炒党参 150g	川芎 120g	红花 80g
山楂 60g	细辛 15g	三七粉 100g	粉葛 150g

水煎取汁，浓缩，纳入蜂蜜等量，炼膏。每次服 15mL，口服 4 次。黑芝麻、胡桃肉粥，早餐时服。

十诊（5 月 27 日）：服膏剂迄今，意识障碍未再发作，本月上旬曾因情绪波动而有昏眩欲扑感，随即缓解，神色已如常人，肌肤润泽。述因情绪波动后出现阵发性耳鸣，数日后未见再出现此症状，已可阅读书报，时间稍久仍有不适感，闭目休息即安，纳食已如往昔，仍嗜酸恶甘，入寐转佳，可酣睡 5 小时许，唯寤后感头脑空虚、恍惚，移时始觉正常。舌质仍然偏淡嫩，有稀薄苔，脉象寸取应指而动，中候乏力，两关弦缓，两尺久候有根。康复尚需时日，九诊所处膏方再服。

十一诊（7 月 15 日）：旬日来诊，白昼感头部阵阵烧热，伴心动过速而情绪烦躁，太息即感舒缓，午后静处又觉情绪平和。上午阅读书报时已能坚持 1 小时许，头昏已不明显，再次阅读感神疲而目涩，午后可看电视，亦无何不适。纳食偏嗜已去，厌厚味脂肪，二便正常。舌质红、苔薄白，脉象亦趋常态。与十诊比较，两寸中候亦应指有神，关、尺如前。阳生阴长渐循常道，前方再服，以求全功。

1990 年 9 月 24 日，病员自感已无所苦，即赴原诊医院复诊，脑电图正常，于次年秋季复学。1991 年 5 月、8 月两次追踪，健康状况良好。

按：神志不清在中医学多门类疾病中屡见不鲜，如中风、中暑、中寒、癫痫等。对上述诸疾，临证时可根据时令季节、发病情况、证候表现，结合病史来辨证，一般来说是可治愈的。

本病例的神志不清为无明显诱因而突然发作，无癫痫症状，自行复苏后有如常人。间歇期的主症为不能运用神思，否则头昏脑涨、目眩而心悸，伴健忘及记忆力减退。初诊其神情淡漠，状似痴愚，体倦肢乏，肌肤失润，色晦无华。查之舌脉，虽然外邪甫罢，此为除邪未尽，再投清热透邪方药，如是则有犯虚实之戒！

按其所病，应当在眩晕、心悸、健忘中探其发病机理。

眩晕：《内经》说："头痛巅疾，下虚上实，过在足少阴、巨阳，甚则入肾，目眩耳聋，下实上虚，过在足少阳、厥阴，甚则入肝……"下虚是指肾肾虚，肾虚者头痛，上虚谓肝虚，肝虚者头晕，《灵枢》亦谓"上虚则眩，上气不足，目为之眩"，这说明肾精肝血不足是引起虚性眩晕的根本病机。虚性眩晕与外因引发的眩晕症状自有不同，本证是有虚有实和虚实夹杂的。朱丹溪概括为风、火、痰、热，并重视痰的危害，有"无痰不作眩"之说。至于内伤如气虚、失血而病眩晕者，虽属虚性眩晕，但补其不足则眩晕自除，而非肝肾本经气乏之证。此外，尚有老人阳虚而致眩晕者，其表现为晨起即感眩晕，须臾自定，不伴有其他症状，古用黑锡丹，现代用桂附八味丸。因此，对于以眩晕为主症者，必定其病所，审其病机而辨证论治。

心悸与健忘：心悸除水饮为病外，以心气虚，（阴、阳、气、血）不得充养而致病。因为阴、阳、气、血在心并未分离，如阴阳偏倾，气血紊乱，则心悸不能自安，补其不足以安心神，则心悸除而动得其正。健忘，除痰浊火邪为患，肾虚于下，肝虚于上，均可使瘀血阻滞于脑而致健忘。

本案病史表明，原罹热病尚在康复后期，气阴两耗未复，再感外邪，重伤其已亏之气，精气被夺，致心神失守，脑海充盈不足，神明不能自主而出现上述证候。

关于治疗，五诊之前方药均以滋阴为主，这是本于"阴者，藏精而起亟也"，其后以益阳为先，以阳生阴长，互为所用，最后达到阴平阳秘、气血和匀而获疗效。

（十）功能性子宫出血

丁某，38岁，已婚。

经量增多4年多，经期提前2年。

4 年前因工作过劳，连续熬夜，开始经量增加，约为平时的两倍。2 年前渐有经期提前 1 周左右，经期持续 5 ~ 6 天。近年因爱人病逝，悲痛过度，月经更是提前为 20 ~ 23 天一潮，量多，以经期前 2 天为甚。经期倦怠乏力，甚则卧床不起，心烦胁痛、乳房胀痛，平时有头胀痛、身痛、腰骶部疼痛及乳房胀痛，神疲纳呆，脘闷打嗝，便溏矢气，溲频而渍，解后有淋漓不尽感，眠浅而易惊，带多色白而不臭，偶有畏寒及手足心微热。舌质正红、苔薄白而润，脉弦。

西医诊断：功能性子宫出血。

中医辨证：肝郁脾虚，统摄失职。

治法：疏肝理气，健脾和中。

处方：焦术、云苓、炒怀山药、干陈皮、半夏、石决明、刺蒺藜、吴茱萸、水炒黄连。辨证论治按上方加减出入，经期加入茺蔚子、丹参、香附、续断、黑豆调经益肾。服药 84 剂，诸症消失，月经正常，宫内膜检查正常，治愈出院。

赵某，33 岁，已婚。

月经量多、经期提前 4 年多。

4 年前起月经提前，约为 15 ~ 20 天。平时有少腹坠胀作痛，经期尤剧，带多色黄而腥臭，阴道有烧灼感。常有头痛如刺，眩晕并右侧头部麻木，眼胀眼花，耳鸣，心烦意乱。有时热气上冲，冲时颜面潮红如醉酒状，伴干哕及呕吐，口干苦而不欲食，纳减，大便干溏互见，以溏便为多，解不畅，小溲黄少，胸腰背均胀痛，夜眠极差，仅能睡 2 ~ 4 小时，唇舌俱红，晨起时舌面满布白底黄腻苔，脉弦细或弦滑。

西医诊断：功能性子宫出血，慢性子宫颈炎。

中医辨证：阴虚肝热夹湿。

治法：初拟平肝和胃、清热渗透。

处方：石决明、刺蒺藜、金铃炭、延胡索、豆卷、藿香、厚朴、天花粉、粉丹皮、法半夏、旋覆花、焦黄柏。

继以实脾和肝、清热渗透。处方：云苓、苡仁、大豆卷、刺蒺藜、焦术、夏枯草、扁豆皮、白茅根、石决明、丹皮。复以养阴平肝、清热渗湿。处方：细生地、泡参、知母、白茅根、大豆卷、枳壳、白芍。

治疗过程中随证选用了胆草、酒芩、泽泻、车前子、炒栀子、椿根皮、白鲜皮、刺猬皮、琥珀、滑石等。经期用茺蔚子、丹参。用药 132 剂，临床症状除阴道灼热及白带稍多外，余均消失。月经恢复正常，相关检查正常，治愈出院。

苏某，31 岁，已婚。

月经不规律 15 年余，加重伴非经期阴道流血 2 个月。

15 岁初潮后月经即不正常，提前时多，量多。近 4 年，经期更加紊乱，月经时断时续，量不多。1 年前分娩后，月经曾正常半年，此后又开始紊乱，一月两潮，量多，甚则顺腿下流，色红有块。2 个月前，上述症状加重，稍有情绪变化即有阴道流血，量时多时少，伴头晕心悸、倦乏嗜卧、手指发麻、眼花耳闭，情绪烦躁，腰酸痛，少腹有下坠感，时觉热气上冲，冲时面部发红，口渴思饮，纳少呃逆，便溏，溲黄而频。舌质正红，苔薄白边厚，脉弦略数。

西医诊断：功能性子宫出血，慢性子宫颈炎。

中医辨证：肝肾阴虚，脾虚冲任不固。

治法：健脾益气，固肾安冲。

处方：黄芪、泡参、焦白术、杭白芍、升麻、杜仲、桑寄生、茜根炭、仙鹤草、乌贼骨。

继以疏肝实脾、固肾安冲。处方：泡参、焦白术、怀山药、扁豆、香附、金铃炭、杭白芍、制首乌、杜仲、沙苑蒺藜。

复以育阴潜阳、滋养肝肾。处方：砂仁拌熟地、生地、龟甲、首乌、黑豆、杜仲、枸杞、当归、丹参、杭白芍。

最后温肾纳气、填精复阴。处方：砂仁拌熟地、鹿胶、枣皮、菟丝子、牡蛎、制首乌、女贞子、沙参、五味子、杭白芍、杜仲、酥龟甲。

随证并入天麻、莲须、刺蒺藜、续断、桑螵蛸、蕲蛇、钩藤等，经期加茺蔚子、丹参以调经。

服药 174 剂，症状消失，月经正常，宫内膜检查正常，观察 3 个月，治愈出院。再随访 3 个月，完全正常。

周某，28 岁，已婚。

月经量多 10 月余。

10 个月前人工流产后月经开始加多，每次用纸 5～7 包，经色红有块，但无痛经。平时头晕，腰胀痛，周身关节酸楚乏力，倦怠畏冷，肢体不温，心累气短，耳鸣，稍动则自汗出，纳减，便干结，数日一行，肛门坠胀，小溲清白，夜尿频。舌质淡有白薄苔，脉沉微。

西医诊断：功能性子宫出血，慢性子宫颈炎。

中医辨证：肾阳不足，冲任虚损。

治法：温阳扶脾，固肾安冲。

处方：附片、桂木、巴戟天、淫羊藿、鹿角霜、焦白术、广皮、白蔻仁、补骨脂、砂仁拌熟地。

继以温养肝肾、益气扶脾。处方：桑寄生、杜仲、川续断、肉苁蓉、菟丝子、枣皮、枸杞、炒当归、炒党参、阿胶。

复以疏肝补肾、养血通络。处方：炒柴胡、香附、炒白芍、刺蒺藜、炒杜仲、桑寄生、黑豆、炒丹参、生熟地、枸杞。

此外，随证配以桑螵蛸散，川草乌、细辛、木瓜、秦艽、乌梢蛇等加减，经期配入调经之品。住院 131 天，除关节疼痛未愈外，余均消失，月经恢复正常。相关检查正常，治愈出院。

按：

（1）辨发病之因，求治病之理，是提高疗效的关键

前述月经病从肝、脾、肾发病，历代文献更指出，依照妇女特点，在不同的年龄应有侧重，如青年治肾、中年治肝、老年治脾，但这仅指一般规律，因为机体禀赋有所不同，而病给机体造成的损害也各异，如胶柱鼓瑟，难免有削足适履之弊。如果局限于"太冲脉盛，月事以时下"而肯定肾主宰月经正常与否，或认为肾为唯一的病位，似乎也不够全面。由于肝、脾、肾在妇女生理上的特征，它们的重要性是相等的，又是密切联系的。

相对来说，阳虚则阴盛，阴虚则阳亢，气虚则血寒（弱），血虚则气弱，母病则损子，子病可累母。是故肝、脾、肾（经）不能截然分开。通过临床实践可知，单纯一脏为病者较为罕见。从属性上看，阳虚的少，而肝肾阴虚的占多数，且一般都伴有中焦症状；从原发病脏腑看，以肝病者居多，如肝病及脾、肝病及肾等。另外，在少数病例中，从体征、症状来说，肾并不占支配地位，这些病例在治疗方法上也并未以调补肾阴肾阳而收功。如阴虚肝热夹湿例（赵某），患者原有脾湿病史，更兼情志不调，肝郁化火，湿从热化，伤阴灼液，累及肾阴，不

渗湿清热，脾阴从何滋补，脾阳何用其事？脾气得舒，重张输布之能，布化精微，再调肝以疏滞，理其枢机，如此肝脾同治，即正本澄源治法。因为肝阴得济，阳不偏亢，不致耗损肾阴，进而使肾有所统。同时，肾恶燥，湿热流注下焦，清利下焦湿热，不使热耗肾阴，从而调理肾阴肾阳得以平衡。本例仅守病机，始终肝脾同治，渗湿清热的治法贯穿整个疗程，终令脾气健运、肝能疏泄、肾能滋补。

如肝脾同病，脾不夹湿，而其证又以肝为主，则应将治肝提到应有的地位。如丁某案始终以疏肝和肝、兼运中焦治之，待肝气平和疏泄，脾气运转，再加入地黄、阿胶、枸杞以养血，方可痊愈。

以上两种状况说明了肾之冲任不固，是由肝脾先病导致的，若不辨证求因，只简单地"对症"治疗，违背了辨证施治的原则，因而疗效也就不可能理想了。

（2）分清虚实，是解决证候主要矛盾的依据

临床所见之崩漏，每多虚实互见、气血紊乱的局面。要调和气血，从而使脏腑制约关系恢复正常，又须从虚实着眼。广义来说，虚指正虚，实为邪实，有余为实，不足为虚。具体地说，当疾病给机体造成损害而致发生病理改变时，则阴阳、气血、脏腑、表里皆有虚实之别。我们观察的病例中，单纯属虚或单纯属实的可以说很少，不同病例在病程中总要出现虚实互见的阶段，有的是贯穿整个病程。而分清虚实，正是抓住病机的主要矛盾，否则不可能达到调和阴阳、气血、脏腑的治疗效果。如收治一例崩漏伴发痛经的患者（住院号6732），经前即有少腹胀痛，经期则绞痛如割，伴有恶心呕吐，待经血下后痛始缓除，反复发作，并现头晕眼花、心悸、怯冷肢凉而口干不欲饮水，食欲极差而二便自调，面色苍白，唇口不华而情绪躁动，舌质淡有薄白苔，脉弦细。辨证为肝郁血虚，脾肾不足。此症若辨为肝肾亏损之痛经，但有明显之木旺侮土征象；若辨为气滞血瘀，又有脾肾气虚之指征；若辨为寒湿凝滞，而脉不紧，且经水鲜红。根据病起于肝郁不舒（病发于婚后感情不睦，后离婚），故起病即有少腹胀痛（厥阴脉循阴器，抵小腹，挟胃，上贯膈，布胸胁），木横侮土。脾虚则生化之能减、散布精微之力衰，此为血虚之源，亦为肾虚之本，是统摄之用不张、藏精之所不顾，其发为崩漏。为脾肾失权，内郁不解则化火，营阴不足，致肾阳匮乏。故在肝则为实（气），在脾（血）肾（精）则为虚。此症若单补虚则舍病之源，偏泻实则生

化乏气。此期治疗以疏肝调气、扶脾和中立法，效果较好。此后两届经期，均未再现少腹胀满绞痛及呕吐症状，且纳食健旺（最初日进两许，后日增），虚象亦逐渐缓解。再如阴虚肝旺，在肾则为阴虚，在肝则为阳实，在气则为实，在血则为虚。气火偏旺，不泻实则营阴精液更耗，苦寒清热、甘寒养阴，正是为肾虚肝实而立的治则。

（3）谨求病机，灵活辨证，是认识证候转变的根本方法

邪（疾病）正（机体）的消长，是随着治疗护理而时刻变化的，临床上必须针对具体状况分别对待，不可居于对某一阶段的认识而否认客观（症状）的转变。如以这种形而上学的观点治病，是违反辨证施治原则的。

如周某案，初以肾阳虚见证，予鹿角霜、附片、肉桂、炮姜等温肾扶阳后，肢体逐渐回温，动则自汗明显好转，倦怠乏力消除，夜尿止。但经潮时下血甚剧，夹有瘀块，迁延 11 天始净，且出现口中热、郁烦，大便已能畅解，舌质由淡转正，脉象由前之沉候细微转为弦缓。足证阳气已复，而肝肾之阴不足，营血亏损之证突出。故转以滋养肝肾、调气养血法。下届经期来潮，经量大大减少，经色正红无瘀，持续 7 天即净，症状好转，食眠均佳。本例前期治疗使阳虚状况得到改善，而阴精滋生不及，故呈现阴阳更迭局面。因此，所谓灵活，是在辨证前提下，有事实、有根据地制定施治方案。

（4）关于"塞流"和止血药的使用问题

月经过多致崩漏，耗伤精血、元气，给身体带来了严重的损害。而流血过多或不止，又将使气血分崩，造成阴阳离决的危候。因而，在暴下崩决有虚脱倾向时，"塞流"以止血是"留人待治"的必要措施。暴下崩决的有效疗法是"益气固脱"，在止血时使用能发挥最好的效果。因为血的化生有赖于气，而运行统摄更需气的调节。人体阴而用阳，如果说气血是人体最根本的物质基础，那么，气之存亡是生命能否维持的首要问题。"阳气者，若天与日，失其所则折寿而不彰"，"阳生阴长""气为血帅"，说明了只有固摄、生发、维系生命之气得以继续和充裕，血才能在气的统纳下恢复正常。

对漏下淋漓者，一般不采用止血药以"塞流"。如有瘀滞，则祛瘀生新。祛瘀首重调气，气调血始能摄。漏下者关键在于澄源，因离经之血非"塞流"所能止。因此，对"塞流、澄源、复归"的治法，不应是机械地按序投予，而应是针

对病机，分析病状辨证立法。所以，我们在临床治疗中，不以"塞流"为阶段性治疗方法，应排除这种脱离辨证，单纯依赖"塞流"来止血的手段。

（5）关于症状和病理检验存在矛盾的问题

在治疗过程中，发现病例报告（内膜活检、阴道细胞学检查等）并不与临床症状完全对应。有如下两种情况：①症状好转或减退、消失，而病理报告却落后于症状改善；②病理报告趋向好转，而症状改善却落后于报告。这是中西医结合研究工作中的新问题。对此，既要重视病理报告提供的资料，又要避免无的放矢。对待上述问题，应如此考虑：症状的减退或消失，应该是脏腑气血由病理改变为生理常态的先兆，完全趋于正常是有一段过程的。故对检验落后于症状者，应详审患者的舌脉和身体状况。如仍属原有病机，可按照既有立法以善其后。从实践结果看，疗效很好。对于症状改善落后于病理报告者，这种状况一般都是他脏先病而后导致肾气失调（如宿有脾湿、痰饮等）。当致病之源有所改善，病机不再深化时，肾气本身不再受病理影响，气机来复较长。对此，继续辨证治疗不仅可使症状逐步消除，更能巩固治疗成果。

（6）关于本病的病因病机

陆老认为，功能性子宫出血从临床症状看，属于中医学月经病特别是崩漏的范畴。历代文献认为，形成本病的机理是"冲任损伤，不能固摄"。导致的病因有血热、气虚、气郁、血瘀。治疗方法自明代始即倡导"止血以塞流，凉血清热以澄源，补血以复归"的初、中、末治疗大法，且清代叶天士极力推崇，遂成为崩漏的常规疗法。但是，根据治病求本、辨证施治原则，首先应考虑冲任不固之因，详求脏腑之间制约失常，使气血不调以致阴阳偏颇之理。通过四诊，运用八纲八法，从而体现中医学之治疗原则和整体观及朴素的唯物主义观点。

《素问·六元正纪大论》："风胜乃摇，候乃大温，其病血崩。"是崩漏最早的病因记录，为后世"血热"致崩理论的基础。《金匮要略》说："寸口脉弦而大，弦则为减，大则为芤；减则为寒，芤则为虚。"因虚寒而发者，是又以后世云"气虚"为本。从病因学角度看，并不排斥六淫之邪的致病作用，特别是寒、热、湿对肾、肝、脾三脏（经）的影响。但中医学对发病学有从根本着眼的观点，即"邪之所凑，其气必虚""正气存内，邪不可干"，指出外邪伤人，只有在脏腑制约失常导致营卫气血不调的内因基础上才会发病，外来致病因素仅是促成疾病形成的条件而已。因此，即今为六淫之邪所侵，这些外在因素给机体造成病损，使阴阳平衡失调，原始因素即随着病理过程之阴阳偏颇状况继续不平衡的因果交替。

妇女因特殊生理作用，月经病之发生在于主宰精血生发统摄的肝、脾、肾三脏功能受损。如七情不节之悲怒伤肝、思虑伤脾，以及生活不常、起居不慎等是发病的主要原因。在我们观察的病例中，犹以七情不调、起居不慎（劳累、经期摄护失宜）及伤损脏气（如产后、刮宫、结扎输卵管等）为直接诱因。

由于妇女生理特点是"有余于气，不足于血"，故月经病无论表现为何种证候，莫不与肝、脾、肾三脏（经）有关。因为脾为生化之源、精血生成之所，肾储五脏之精，冲为血海，隶于肝肾。因此，三者之间是否平衡，决定了月经的正常与变异。

如发病在肝，肝为刚脏，喜条达恶抑郁，肝气不舒则横悔脾土；脾气壅滞，使散精功能受制；肝郁则气不调，脾反悔肝而使肝郁疏解无权。相火附于肝，"气有余便是火"，木火升腾，伤阴灼液，心营、肺气俱受煎迫。且肝为肾子，肝病则母来救子，使肾阴暗耗。如此循环，破坏了脏与脏的制约协调，导致功能紊乱，肾无精以养而致冲任之气耗乏，故冲任不摄之源在肝，子病及母则危。

如病起于中焦，脾病则不能散精于肝，奉养脏腑，而脾虚又使统血之用不张，后天不足以养先天，使肾气耗乏。冲任虚损之由，乃脾虚气弱所致。气为血帅，气虚不摄，是生化之源不足，非冲任自病。

如病发于肾，倘为命门火衰。则不能熏蒸脾胃以腐谷散精。中焦受气不足，精血生化匮乏，致肾阳虚愈。如为真阴耗损，不能涵养肝木，易令木旺悔土，是阳愈亢而阴愈伤。

由此可见，不论以何脏（经）为主，都不是孤立成病的。肝病则悔土，肾虚则木旺，脾弱则可使肝肾失养，这是病机的整体观。且证候是通过病机的连锁反应出现的，必须认真研究，抓住主要问题，给予周密的、合理的解决方案，始能获得较好的疗效。

（十一）网状细胞增生症

陈某，男，2 岁 6 个月。1964 年 1 月 27 日入院。

不规则发热 53 天，皮疹 40 多天，身体消瘦。

　　于入院前 60 多天（1963 年 12 月 9 日）起，午后反复发热 4 天，伴流涕、咳嗽，经某处诊断为"支气管炎"，服西药痊愈。入院前 50 天左右，出现高热，不恶寒反寒战，微咳，发热时气促鼻扇但不发绀，汗出则热退，经某医院诊为"上感"，用链、土霉素 2 日未愈；乃于第 3 日转至另一家医院治疗，以"急性扁桃体炎"及"发烧待诊"而收入院治疗。入院后曾拟诊为败血症、粟粒性结核、金黄色葡萄球菌肺炎、传染性单核细胞增多症、伤寒等。给予四环素、氯霉素、金霉素、红霉素、链霉素、卡那霉素、对氨基水杨酸钠、激素、中药、输血及各种支持疗法。除用激素时体温一度正常 4 天外，高热始终不退，患儿迅速衰竭消瘦。最后经骨髓穿刺，结果（片号 556）：骨髓细胞增生明显减低，粒细胞及红细胞幼稚阶段减少，核象右移，异常网状细胞占 27.4%，其形态大小极不规则，全片见巨核细胞 2 个，血小板显著减少。结合临床表现，诊断为网状细胞增生症。住院 48 天后，于 1964 年 1 月 27 日转我院治疗。

　　入院时症状：午后发热，下半夜大汗出而热随汗退；发热前无畏寒发抖，发热时口渴思饮、烦躁哭闹，睡卧不宁，头身发烫，肌肤灼热，四肢不温，发热至 40℃以上时肢端开始转暖，两颧发红，大便间日一行，干溏互见，量少色黑黄，小便短赤，纳差。不发热时，面色苍白、微浮肿，神倦，双颊微泛红，唇干，齿微黑，齿龈尤甚（曾服用大量铁剂），舌质红，薄布小红点，舌苔乏津，指纹沉滞不显，发热时指纹紫，寸口脉弦细数，沉候乏力。检查：体温 36.5℃，脉搏 120 次 / 分钟。慢性重病容，极度消瘦，卧床不起，面色苍白、微肿，皮肤无皮疹及出血点，右颈后及右侧腹股沟浅表淋巴结有约黄豆大至胡豆大者数个，质硬、活动、无压痛，巩膜不黄染，耳无流脓，口角糜烂，心前区可闻及 1 ~ 2 级收缩期杂音，两肺呼吸音清，肝在剑突下 2cm，质软、压痛不明显，脾仅能触及。血常规：红细胞 2.41×10^{12}/L，血红蛋白 35%，白细胞 15.5×10^9/L，中性 57%，淋巴 35%，单核 2%，嗜酸 1%，带状核 2%，晚幼粒 2%，嗜碱 1%。尿常规：蛋白（+），颗粒管型少，脓细胞少。

　　西医诊断：网状细胞增生症，恶病质，中度贫血。

　　中医辨证：阴虚内热，气液两伤。

　　根据本例的发病经过及临床表现，特别是反复高热，病程长达 50 余天，暮热朝凉，热随汗出而解，发热期又见斑疹，热退神衰气弱，脉微倦怠，体形羸瘦，毛发枯槁，皮肤干皱等，可判断证属热病后期，热入营血，热伤营阴，为邪少虚多之候。

辨证根据：病起于外感，邪犯上焦肺卫，故首见寒热、咳嗽、流涕等症。可能患儿素有阴虚，经治疗后，外邪虽有缓解，但传里内蕴之邪未透，故再发时则但热不寒，热时气促鼻扇，汗出而热退，亦有红色疹点外现。此期症状已入气营，虽经治疗，热邪并未由营转气而后清泄开透，热反深化入里，耗营伤血。热在伤津耗液情况下，传变最速，煎灼津液，乘虚伤及下焦肝肾。按热病在入营期其证候有三：一为神昏谵语，二为出血，三为斑疹。本例以发热疹点即现、热退疹点即隐为病邪不能透发之明证，亦为邪盛正虚之标。

热出外泄，内蕴遏伏，阴液被煎，精血亏损，热愈盛而正愈虚，迁延 50 余日而热势不缓，气阴之耗损已入热病之最后阶段。况小儿稚阴稚阳之体，易虚易实。由于热邪燔灼，生发之气亏损过甚，且病机已转入下焦，是由阳及阴之变，已居于正虚阶段，特别是皮疹隐现，致热势进退，正虚之象明显。若再按实邪施治，则病既然已入下焦肝肾，阴津耗损过甚，气血俱虚，恐犯虚虚之戒。唯宜滋阴养血、增液益气为法，并顺势调理，以挽颓势。

入院后 1 个月，主以滋养肝肾、益气和血，佐以润肺和中。曾予加味青蒿鳖甲汤（鳖甲、青蒿、知母、花粉、生地、地骨皮、银柴胡、丹皮、麦冬、谷芽）、加味归芍地黄汤（当归、生地、白芍、枣皮、怀山药、云苓、泽泻、丹皮、麦冬、知母、龟甲）、加减六神汤（泡参、黄芪、焦白术、怀山药、扁豆、麦冬、五味子、石斛、炙甘草）、八珍汤（去川芎加炙黄芪、炙龟甲、全皮）、四物汤（加泡参、黄芪、炮姜），或因燥金见症，咳嗽气逆、咯痰不爽时，予润肺饮（天麦冬、紫菀、百部、花粉、知母、浙贝母、杏仁、蜂蜜）。上述方药随证出入，精神已有好转，胃纳亦见增进，平静时已能坐起。发热仍未减退，高热时达到 40.7℃，仍为暮热朝凉，热时指纹紫至命关，不发热则沉滞不显。此期之发热前出现畏寒，显示正虚邪少之证更为明显，故在后期治疗应着重扶正，而兼清虚热。

入院治疗 2 个月后，以加味归芍地黄汤为主，兼服加减润肺饮以滋肾柔肝、养阴润肺，经此治疗，患儿精神更加好转，已能站立，纳食日趋增加，舌苔淡红，红粒已退，有稀薄苔，唯壮热时作，指纹在热退后不沉滞模糊，是气机恢复之象。热时疹点已稀，症虽改善不多，但正气渐复，说明本期治法切合病情。

入院治疗 3～4 个月，症情稳步好转。原其汗出过多，气阴过耗而滋复不及，本期前一阶段看重滋阴敛汗、益气养血，用生脉散合四君子汤加味（沙参、白术、五味子、麦冬、熟地、阿胶、当归、石斛、白芍）及加味四物汤，药后精神食欲好，发热前已无畏寒肢凉，热时两颧微红或不红，肌肤微红或不红，气促鼻扇轻微，汗出亦微，全身情况明显好转。不热时脉已缓和不弦，指纹淡红。发热时体温最高在 39℃～39.8℃之间。自 4 月 26 日起，患儿左腮及颈部之淋巴结肿大，颌下、腹股沟、腋下淋巴结皆大、按压疼痛，此阴液因久热灼燥，气滞而痰热结聚，证为痰热瘰疬，故在养阴清热前提下，佐入导滞散结法，以加味消瘰丸（角参、浙贝母、牡蛎、昆布、海藻、夏枯草、青皮、白芍）及养血软坚方（生地、白芍、川芎、当归、花粉、知母、丹皮、麦冬、牡蛎、昆布、浙贝、夏枯草）出入化裁，并随证加入养胃和中之楂曲平胃散等。

入院治疗第 6 个月末，瘰疬稍见缩小，颈部活动仍欠灵活，仰或右侧转动受限制。精神继续转好，已能下床活动，肌肉已见丰满，皮肤已见润泽，纳食基本恢复正常。发热之间歇期延长，有时达 7 天不发热，汗出亦大大减少，发热前已不畏寒；在发热时，患儿能照常活动与进餐；此期发热仅偶见疹点。其他如颧红、口渴、烦躁等明显减轻，舌质正红稍淡，满布之小红点消退，呈薄白苔，指纹平，脉细缓。

入院 7 个月后，精神更佳，活动嬉戏已如平时，面色已显红润，食纳正常，二便自调；除颈部瘰疬未全消外，腋下、腹股沟淋巴结已消失。唯间歇之不规则发热仍存，但以低热为主，间有高热达 38.7℃。此期治疗仍本滋阴养血、通络散结为主，加入阿胶、红花、桃仁。出院前 10 天，以加味八珍汤调治。

患儿症状稳定，眠食均佳，低热虽未除，但热度波动范围已明显缩小、程度减轻。应家属要求，于 9 月 20 日出院（共住院 218 天），嘱继续门诊治疗。

出院后第 1 个月，除因感冒给予辛凉疏解之桑菊饮加减外，仍主以滋阴养血、散结活络的养血软坚方，后改用益胃扶脾法（泡参、白术、茯苓、怀山药、炒扁豆、炒谷芽、建曲、麦冬、炙甘草、炙黄芪）。此期约每周发热 1 次，持续 1 天退热，热度高时仍达 40℃。上药守方再进，1 个月后仅低烧 1 次，此后一直未再发热，精神纳食好，形体丰润，面色红活，共治疗 278 天。

1965 年 3 月 18 日随访，其母代述：患儿已 4 个多月未再发热，活动力趋于正常，嬉戏运动亦如常儿，食欲好，二便自调，体重增至 14Kg。检查：肝区叩诊在剑突下 5cm，较前增大，右胸锁乳突肌中段可触及豌豆大之淋巴结，活动、硬、无压痛，右侧颈后可触及如绿豆大淋巴结数个，余未见其他异常体征。血象：红细胞 3.5×10^{12}/L，血红蛋白 70%，白细胞 6.9×10^9/L，多形核 54%，淋巴 40%，嗜酸 3%，单核 3%，血小板 294×10^9/L，血沉 10mm/h。骨髓象：粒系统、红系统比例及分类皆正常；单核细胞 1.6%，淋巴细胞 17.6%，网状细胞 5.2%，形态正常。胸片：肺门不大，肺纹理增多，边界不规则、模糊，左肺第 2 肋骨前端有小叶，肺不张所致之致密条状阴影。颅骨摄片正常。肝区超声波检查最大厚度 7cm，肝稀疏微波型。

按：患儿在既往史方面无明显可查疾病与之有关，虽有结核接触史，但从未出现临床症状，而明确的是病起于发热、恶寒等临床症状，继则出现但热不寒、气促鼻扇之里热证。从舌、脉、症及病程来看，患儿素体阴不足，故外邪入侵后，化热迅速而直传下焦。从发病学来说，机体自身阴阳有所偏颇和不足，是发病的内因，外来的病邪因素只是加重阴阳的不平衡，故后者是促成疾病的条件。强调内因为主，是历来陆老的主张，陆老指出，温病有"四损"（大痨、大欲、大病、久病）和"四不足"（气、血、阴、阳不足）。前者是机体已受病损情况下再感热邪，热易传化深入；后者为体质禀赋不足，若感热邪，同样因正虚而使得邪陷越深而不易传化外泄。陆老认为，小儿过于保养，得温病后易于出现内热；如平素内热较重，或阴分素虚的，其病邪易于化热，易于见里热证。阴虚者自身易产生内热，再加上病邪伤阴耗津，其阴越虚，其血越耗，热伤阴分，故阴越虚而热越炽，热越炽而使阴阳偏颇更甚。陆老根据"正有盛衰""邪无虚实"的认识，考虑本例高热数十日，气阴受损过剧，故热退后有神衰气弱、脉微倦怠等一派精血被夺之象，是正气亏虚的表现，而能否改变机体的不足是退热的首要条件，因此，认为属阴虚内热、阴液损伤之候，内因为素体阴分不足，外因为感受病邪入里化热，伤其阴液而形成。

网状细胞增生症是造血组织网状内皮成分的一种恶性肿瘤。其特点为不规则的发烧、进行性贫血、全身出血倾向、消瘦衰竭、肝脾淋巴结肿大及白细胞减少，甚至全血细胞减少。病程最短者 6 天，最长者 15 年，平均 4～5 个月，预后恶劣，部分病例可有短暂的临床缓解。本病诊断应根据临床表现、骨髓片及活体组织的检查找到大量异形网状细胞而确立。以往国内外文献报道的不少病例，系于死亡尸检始确诊。治疗方面，一般采用 T、E、M 和 6-MP 等，但仅能暂时改善病情，尚无能根治的有效药物。陆老应用中医药辨证施治，明确了滋养肝肾之阴为主要治法。其热势虽甚，而不急于清热是因为热为标而液不足为本。因此，尽管高热反复，陆老在确认辨证的前提下，未给予寒凉等药物，以免伐其正气；同时，也不因面色㿠白、神衰气弱而骤用甘温大补之剂。考虑阴精滋补需依靠后天之给养，故在疗程中兼顾脾胃生发之气，这是不可或缺的佐治之法。治疗过程中出现痰热瘰疬，亦在滋阴养血的原则下，佐以软坚活络之药，使气血调畅而经络疏泄。"结者散之"的运用，在本例是通过调肝以疏滞、养血以活络来体现的。治疗后期，诸症消失，始着重培养脾土以复其旧。本例患者住院达 7 个月之久，治法未因高热而变化，循序渐进，从而使证候消除。若稍涉治法改变，如偏寒以清热，偏温以助阳，都可能使病情转化而前功尽弃。

当今之世，清热毒之观念充斥于世，此多归就于今之医者不畏清热之法所致。本病例以高热数十日为其主要症状，既然高热，寒凉泄热则为正法，而陆老分析本例，虽高热数十日不退，然是因虚而起，其热是否能退不在于如何使用清泻之法，而在于恢复阴虚。一般而言，壮热为实，若遇此高热不退者，或许以实热视之，但陆老依据疾病的整体表现，断定此高热是因虚而起。故退热不在寒凉泄热，而在甘寒养阴，对于正气亏虚之状，亦未骤用甘温大补，而以平缓之品补之，使此一危重之证得以平稳康复。从本案可见，首先，陆老认证不只视其表象，亦不拘于粗浅辨证，而是深入分析，准确把握病机，在治疗上对虚实之间准确把握分寸，不使寒凉太甚，不使甘温太过，使病症得平稳康复。此外，亦可给予当今滥用清热之势一个警示，临证非见热则清，清热亦可因其用之不当而误人性命。

（十二）癫狂证

蒋某，女，27 岁，教师。1989 年 8 月 25 日初诊。

胡言乱语、哭笑无时、头痛已 38 天。

现病史：病者系小学班级责任教师，以往教学成绩优良，曾多次获奖，唯本学期教学成绩欠佳，受外界评议，压力过大致心情抑郁，遂渐寡言少语，静坐沉默，继而时哭时笑，进而终日不知饥渴，家属欲送医院诊视，自称无病而拒绝。发病数日后，忽然大喊大叫，胡言妄语，毁物撕衣，狂躁平息后复呢喃不休。强送入精神病院，诊为妄想型精神分裂症，收入院。初予氯丙嗪每次 25mg，药后嗜睡，尚有镇静作用，3 日后又复叫喊及毁物，通宵吵闹，氯丙嗪增至每次100mg，次日出现口流涎水、手颤抖，给予东莨宕碱缓解，改用氟哌啶醇 5mg，25% 葡萄糖静注，8 小时一次，用药 2 日后出现动眼现象，停该药，用安定缓解。以后给氯丙嗪、安定合用，病情反复，未能较好控制。家属鉴于前年其兄亦患此病，经中医治疗痊愈，请求出院后请中医治疗。共住院 27 日。

既往史：幼年患麻疹，17 岁患痢疾。

生活史：12 岁月经初潮，周期 26~28 天，经期 4~6 天，22 岁结婚，育一子（现 3 岁多，健康）。本人无烟酒嗜好。

家族史：病员之兄曾于前年患精神分裂症，经中医治疗痊愈。父母健在，健康情况一般。

诊见：面色不晦暗，两颧泛红，神思恍惚，问之未能正确应对，语言错乱，时作呻吟叹息，时呼头痛，以手敲额，蹬足呼叫头痛。其父说其夜晚频呼头痛，不能睡眠。唇干不润，扪肌肤有热感。代述大便数日一行，量少硬结，纳少欲温饮或冷饮，拒服热汤。脉象六部弦数，浮沉均鼓指。因病员不合作，未能审视舌象。

辨证：气郁化火，痰浊阻滞，肝阳升腾，心火亢盛。是证始于情志不遂，致肝气郁滞，心气未能宣达，气郁化火，心火盛而神晕，木火横而伤脾，脾湿聚而生痰，痰火互结，经隧闭滞，气血紊乱，阳热内结，迫使魂不内敛、神不守，发为癫狂。

治法：清心泻肝，涤痰泻火，通络开窍，和营益阴。

处方：

莲子心 3g	丹参 15g	天竺黄 12g	青黛（包煎）10g
地龙 2g	赤白芍各 10g	柴胡 15g	石决明（先煎）30g
生熟地黄各 6g	磁石（先煎）150g		

上药取水熬药煎 3 次，分 4 次服。另以牛黄清心丸 1 粒，分两次兑药液服。

二诊：上方服 8 剂。药后精神症状逐日缓解，狂躁未作，时喃喃自语，仍呼头痛，夜间睡眠稍好，头痛缓则可入寐，大便已行，日1～3次，解不畅。舌质红，舌心有黄褐苔，脉虽仍弦数，但其势已缓。

上方加竹沥水每次15mL，兑药液服。

三诊：上方服15剂。神识基本清醒，但时有恍惚感，较能正确应对。自诉胃脘嘈杂、欲吐，左肋不适，呃气则缓，午后手足心发热。代述：夜间仍有喃喃自语，呼之不应。大便数日一行次，仍不畅，纳食少，饮水较多。舌质偏红，黄褐苔已退，薄黄苔仍存，乏津失润，脉象弦数而涩。处方：

生地30g	地骨皮12g	龙胆草10g	赤芍10g
丹皮10g	菊花10g	天竺黄12g	柴胡12g
熟军10g	刺蒺藜12g	生石决明（先煎）30g	

以竹沥水每次15mL，兑药液服。

四诊：三诊方服15剂。药后大便每日一行，自称通畅舒适，头痛较前明显缓解，痛虽缓但又有昏胀感，以傍晚及夜间较著。神识基本清醒，能正确应对，唯懒于说话，数问始一答，后仍有喃喃自语，睡眠已不呼头痛，纳食增，饮水频而量不多，日尚有微热，小溲短少，但不混，无热感，生活已能自理，舌质偏红，中心薄黄苔，脉数象已去，弦缓而涩。拟清心柔肝、益阴和营法。处方：

生地30g	女贞子12g	旱莲草12g	桑椹15g
丹皮10g	丹参12g	白芍10g	金铃炭10g
地骨皮12g	白薇10g	银柴胡12g	胆草10g
黄连4g	生石决明（先煎）30g		

五诊：上方服15剂。精神已恢复正常，能看书写信，诸症已去，眠食均佳。月经8天前来潮，较上期先期4日，经期4天，量一般，经色赤，有少许瘀块及絮状物，经期少腹有坠胀感，经净后无恙。本病已临床痊愈，拟善后丸方以巩固疗效。嘱心情愉快，进清淡食物。处方：

生地150g	白芍100g	玄参100g	枸杞120g
旱莲草150g	女贞子120g	丹参120g	丹皮120g
知母100g	生牡蛎150g	柴胡120g	郁金80g
柏子仁120g			

诸药浓煎4次，浓缩，纳蜂蜜等量收膏，每次服15mL，日服3次。百合苡

仁粥、莲子红枣粥互为朝食。

服完膏剂后即停药观察，情况良好，于1990年恢复教学工作，迄今健康无恙。

陈某，男，37岁，机关工作者。1989年12月14日初诊。

情绪时而兴奋，时而低沉，体重近年来进行性下降，睡眠极差。

病员因遗产纠纷而述诸法律，败诉，又因耽误公务而受到责难，委屈愤怒，痛苦不能自解。部门负责人向其解释劝导，自谓已被单位谅解，心情转又兴奋，思及法律败诉，复又沉默少欢。情绪高涨时，主动与人嬉戏，不分亲疏，有时又突然忿怒，争执不休。与人谈话浮想联翩，话题变化不断。午夜无眠意而四处走动，或高声朗读，精力过人，稍事不遂即暴怒叫喊。如此3～5日后，情绪忽然低落，对事物木然冷漠，认为生活无趣、前途无望。因大便干结数日一行，疑患有肠癌，去往医院咨询，据称拟诊为神经官能症，患者大不以为然，拂袖而去。症情延续数月，工作部门及家属劝诱至某院精神科诊治，诊为"狂躁忧郁症"。给丙咪嗪25mg、氯丙嗪25mg，日服3次，病情一度缓解。服药至第5周，病情又回复原状，即将丙咪嗪增至150mg，氯丙嗪增至100mg，一日量，稍可控制，唯效不如前，狂躁忧郁交替发作，但有所缓解。服药至第28周后，转由中医治疗。

诊见：神识清楚、思绪活跃，自述病情时滔滔不绝。自诉心情舒畅时，食欲虽佳但夜间无眠意，自觉精力充沛，动作不休，大便间日一行而不畅；心情郁闷时则头晕体倦，对周遭事物冷漠厌恶，思绪杂乱，懒于言语，纳食剧减，大便2～3日一行，便软不畅，欲眠而难于入寐。舌质偏红，舌苔薄黄而微腻，脉象弦数，重候弦细而涩。

辨证：气郁化火，营阴内耗，经脉失养，神明不彰。是证起于所欲不遂，心气郁则失疏泄，木横侮土，致生化之源受制，阳热内结，干扰心神，阳盛则狂躁，阴虚则悲忧，是为此证之病机。疏泄阳热、和营益阴、宣通脉络、安神定志，其病可解。

治法：清心泻肝，通络和营。

处方：

生地 30g　　　　丹皮 10g　　　　莲子心 1.5g　　　　石决明（先煎）30g

| 黄连 6g | 赤白芍各 10g | 柴胡 12g | 青黛（包煎）10g |
| 龙胆草 6g | 地龙 10g | 丹参 2g | 红花 6g |

二诊：上方服 20 剂，服 5 剂后效果较好，自将西药减量。服至 18 剂时，西药全停。3 天来，情绪基本稳定，但躁烦见于白昼，日晡后忧心忡忡，夜间入寐不易，稍寐即寤，纳谷不香，口燥唇干，频饮而量少，大便两日一解，干结，自感不畅而称腹胀，苔腻仍存，脉象涩意明显。此证阳热内蕴已久，气阴俱伤，阳明腑滞，阻塞气机，非通泄不能解内聚之热，待泄后观变。处方：

| 厚朴 12g | 芒硝 10g | 生熟大黄（另包）各 6g | 枳实 10g |

三诊：首剂即痛泄 3 次，先硬后软，色黑褐、臭气甚重，泄后感通体舒畅。随即再服 1 剂，便泄两次，感腹内空虚、心悸气短，进甜粥后稍解。近 3 日来，精神萎顿，行动乏力，不想说话，头晕，闭目则感慌乱，睁目又觉疲乏，有食欲，稍增则欲睡，喜清淡而恶厚味，已能入眠，但夜梦纷纭，口燥欲饮不多，小溲短少，苔垢已去，舌质偏红，脉弦略数，沉候弦细。郁热已外泄，而营血阴液尚未滋复，机枢尚未条达，拟柔肝养营、和胃生津法。处方：

生地 15g	牡蛎 30g	白芍 10g	地骨皮 12g
知母 10g	丹参 15g	葛根 15g	柴胡 12g
玉京 10g	龙胆草 6g	百合 12g	怀山药 12g
柏子仁 12g			

四诊：服药 12 剂，病情持续，大便日行 1 次，结燥不畅。嘱晨起用蜂蜜 30mL，淡盐水稀释后顿服。大便利即停服。

五诊：加服蜂蜜盐水后大便通利，计服 4 日四诊处方，共 8 剂，精神转好，晚间仍有烦躁，入寐后梦多，口燥饮水不多，喜进酸味饮食，恶闻油腻，阅读书报有头晕不清感。舌正红乏津，脉弦缓，涩象未解。处方：

北沙参 15g	百合 12g	白芍 10g	焦山楂 6g
枸杞 10g	金铃炭 10g	知母 10g	丹参 15g
藏青果 12g	柴胡 10g	葛根 15g	

六诊：服药 18 剂，精神状态几如常人；前日因故而情绪激动，出现心烦易怒、眼涩、口干、睡眠不好、大便不畅等症。予龙胆泻肝丸 60g，每次 10g，日 3 次。

七诊：龙胆泻肝丸服两日，上症已去，自觉精神疲乏外，已无症可述，舌质正红偏淡，脉弦缓。胃气已复，神气已显，根尚嫌不足，拟丸药方以巩固治疗。
处方：

阿胶 100g	赤白芍各 80g	柴胡 120g	黄连 30g
生熟地各 100g	枸杞 100g	郁金 80g	丹参 120g
知母 60g	川怀牛膝各 80g	丹皮 60g	佛手 80g
青陈皮各 45g			

蜜丸，每丸 6g，日服 4 次。

1990 年 7 月 24 日伴其妻来门诊治疗外感，谓丸药服完后即未再服药，目前情况良好，工作无碍。

1991 年 2 月 4 日信访无恙。

按：现代医学将各种原因引起的大脑机能失调类疾病称为精神病。这类疾病包括精神分裂症、躁狂忧郁症、更年期精神病、周期性精神病、症状性精神病、脑器质性精神病、心因性反应症、神经官能症（包括神经衰弱、癔症、强迫症、智能发育不全）等。而中医学统称为"癫狂"，一般指精神分裂症及躁狂忧郁症。

上溯《内经》《难经》文献：

《素问·脉解》："太阳甚则狂，癫疾者，阳尽在上。"

《素问·厥论》："阳明之厥，癫疾走呼。"

以上所言之太阳、阳明非指十二经脉，是谓阳气极盛之意。

《素问·宣明五气》："邪入于阳则狂……搏阳为癫疾。"

《素问·病能》："有病怒狂者，生于阳也。"

《难经·二十二难》："邪在气，气为是动；邪在血，血为所生病。气主煦之，血主濡之。气留而不行者，为气先病也；血壅而不濡者，为血后病也。故先病是动，以所生病也。"

《难经·五十二难》："脏病者，止而不移，其病不离其处。"

《难经·五十四难》："脏病所以难治者，传其所胜也。"

文献记录表明，癫狂证系阳并于上，气先病而血后病，气病及血，是阴阳气血紊乱的较难治之病。

人体生命活动现象，中医学称为元神。包括神、魂、魄、意、志、思、虑、智、易及精神、意识、知觉、运动等一切生命运动集中的表现。而统率和支配认识事物及处理事务的一切精神活动，所谓神的作用是心，《灵枢·大惑论》说："故神劳则魂魄散，志意乱。"

中医学认为，情志异常的疾病与心的关系最为密切。以病因论，癫狂证因于情志变动，五志过极而发病，《经》云："癫疾始生，先不乐，头重痛，视举目赤，啼呼喘悸。"但七情过度，随各有所伤之脏，倘若导致心神失用，出现意识、运动、行为、情感、智能的障碍，是不致发为癫狂证的。因此，本病是伤神损心的病变。心主神明，《灵枢·本神》："心怵惕，思虑则伤神，神伤则恐惧，流淫而不止。因悲哀动中者，竭绝而失生。喜乐者，神惮散而不藏；愁忧者，气闭塞而不行；盛怒者，迷惑而不治；恐惧者，神荡惮而不收。"上述喜怒伤肝、惊恐伤肺等，伴随病机之深化，损及心神，导致心阴阳的紊乱，失去正常调节神志的功能，故《素问·调经论》说："心藏神，神有余则笑不休，神不足则悲。"心神失常，可致语言失去逻辑性和连贯性，《灵枢·脉度》说："心气通于舌……舌为心之苗。"心主神明，又主血脉。《灵枢·本神》："心藏脉，脉舍神，心气虚则悲，实则笑不休。"脉络通利及血液运行在一定范围内受情志调节，其病变可致血实、血滞、血虚。

情志变动的疾病，除与心有关外，肝的病机也是发病的主要因素之一。五行生克关系规定了肝与心在生理常态方面的机制——母与子，情志为病，则此损而彼伤。肝藏血，血舍魂，主谋虑，性疏泄以精血奉养于心，因思维障碍而出现对现实不能作理性反应，病机应视为肝气不得疏泄条达，心失所养，气血紊乱所致。故癫狂是心肝俱病的病证。

情志为病即起因于气郁不舒，心气郁则心阳内结而致心阴暗耗，下及肝阴而令肝之气俱伤，是为子盗母气；肝气郁则心失奉养，滋荣不足，气血调节失度，是母病及子，此为彼损而此伤之病机。肝病必胜其所克之脏，脾为之病而使中焦生化、转输、分渗之功能受制而失衡，复致心肝俱失供养，并使水湿内聚生痰，痰火互结，闭塞清窍，心神因之而昏，病机演化至此，癫狂证成矣。

气郁化火，非泻火不能宣透阳热以益营阴；痰浊阻滞，非涤痰通络开窍，不能醒脑定智以安神。故疏肝解郁、通络和营、涤痰泻火、安神定志，是本病证的治疗方法。

（十三）子宫肌瘤

张某，女，37 岁。

月经前后不定期 1 年，加重 2 个月。

1 年前出现月经前后不定期，2 个月前上述症状加重，伴有少腹胀痛、经前乳房作胀，经行量多有血块、色紫暗，舌淡紫边有瘀点，脉弦涩。B 超示：子宫左侧见一 3.9cm×2.8cm 不均匀回声区，宫底见一 2.7 cm×2.8cm 低回声区。提示：多发性子宫肌瘤。

辨证：此乃肝气郁结，气滞血瘀所致。

处方一：

丹参 9g	郁金 15g	当归 9g	延胡索 15g
苏木 12g	白芍 9g	生麦芽 30g	

处方二：

桂枝 12g	茯苓 15g	牡丹皮 9g	桃仁 9g
赤芍 12g	威灵仙 12g	木蝴蝶 15g	

月经来潮前七八天开始服用处方一，每天 1 剂，分上下午服用，一连 7 天。来潮前一两天即停止服用。月经期过后四五天起，即开始服用处方二，连续服用约 10 天即止。每日 1 剂，早晚各 1 次，头剂以 3 碗水煎成 1 碗，二剂以 2 碗半的水煎成 1 碗。如此每月轮流服用。

以上述方法分别服用处方一和处方二，服用 3 个月后月经基本正常，B 超复查显示子宫肌瘤已经基本消失。后服用加味逍遥丸和桂枝茯苓丸善后调理。追访 3 年未复发。

李某，女，45 岁。

下腹部坠胀不适 5 天。

两年前因子宫肌瘤而行剥离术，术后 1 月即下地劳作。5 天前出现下腹部坠胀、面色萎黄、精神萎靡不振、舌淡苔薄、脉细弱。B 超示：子宫左侧见一 2.9cm×2.6cm 低回声区。

辨证：此乃术后失养，兼过早劳作复耗气血，以致气血虚弱，血行无力留而为瘀所致。

治法：扶正软坚散结。处方：

太子参 30g	炒白术 15g	茯苓 15g	阿胶（烊化）10g
炮山甲 15g	牛膝 10g	牡蛎 15g	泽兰 10g
益母草 15g	威灵仙 10g	木蝴蝶 15g	

服用上方，并嘱其注意休息，加强营养，3 个月后诸症消失，精神佳，B 超提示肌瘤消失。每月经后仍服用本方，续服 3 个月以巩固疗效。

按：子宫肌瘤属于中医学"癥瘕"范畴，《素问·骨空论》及《灵枢·水胀》中有"癥聚""肠覃""石瘕"等关于癥瘕疾患的较早记载。后世的中医书中，又有比较详细的记载，《景岳全书·妇人规》载："瘀血留滞作癥，推妇人有之其证，其证则或由经期，或由产后，凡内伤生冷，或外受风寒，或恚怒伤肝，气逆而血留，或忧思伤脾，气虚而血滞，或积劳积弱，气弱而血不行，总由血动之时，余血未净，而一有所逆，则留滞日积，而渐以成癥矣。""癥者，坚硬不移，痛有定处；瘕者，推之可移，痛无定处。大抵癥属血病，瘕属气病，彼此密切相连，难于分割。"

陆老认为，本病的形成常以气滞血瘀、痰湿内阻等因素结聚而成，且正气虚弱为形成本病的主要病机，一旦形成，邪气愈甚，正气愈伤，故后期则形成正气虚、邪气实、虚实错杂之痼疾。根据本病血气失调的特点，治疗时应辨清在气、在血，新病还是久病的不同。病在气则理气行滞为主，佐以理血；病在血则活血破瘀散结为主，佐以理气。新病正气尚盛，可攻可破；久病正衰，宜攻补兼施。大凡攻伐，宜"衰其大半而止"，不可猛攻峻伐，以免损伤元气。倘若石瘕，药力不足以克伐，当以西医手术之法，先祛实邪，再行补益，当为上举。

（十四）子宫肉瘤

李士玉，女，42 岁。1983 年 12 月 8 日初诊。

月经量多 6 年。

病员于 6 年前因月经量多、经期延长，就诊于四川省人民医院妇科，拟诊为"月经过多""功血待排"，嘱下次经期前取内膜活检。后因故未做细胞学检查，其后经腹部及阴道双合诊，诊断为"子宫肌瘤"。主要用西药治疗，后经量有所减少，时有间断性阴道出血。1983 年 7 月经期，经血大量下泄，经西医治疗后血量有所减少，月经于 10 天后干净。同年 10 月 20 日经期再次大量出血，即往四川省人民医院妇科门诊就诊，收入院治疗。B 超提示：瘤体 12.5 cm，11 月 4 日拟做手术切除，剖视发现"广泛粘连，组织脆性大"，停止手术而取活检，病理报告为"子宫底部恶性间皮瘤"。胸部摄片：右肺第三肋间有重叠球状阴影，致密，边界清楚，给予 VAE 联合化疗一个疗程。患者化疗后反应强烈而停止使用，于 12 月 8 日请中医会诊。

辨证：肝失疏泄，胞宫瘀阻。

治法：疏肝活血，佐以益气。

处方：四逆散合补阳还五汤。每日 1 剂。

12 月 15 日开始接受放射疗法，患者主动要求出院治疗，于 12 月 20 日出院，共住院 62 天。

出院后继续放射疗法，其放射 33 次。中药自 12 月 8 日起，每日煎服 1 剂。1984 年 6 月 5 日，复至省医院门诊检查：血清碱性磷酸酶 25U（磷酸苯钠法），凝血酶原时间 7 秒，乳酸脱氢酶 500U，尿素氮 22mg，肌酐 5mg，红细胞 $3.7 \times 10^{12}/L$，血红蛋白 10.7g/L。B 超提示：瘤体 8.2 cm，如二月胚胎大，情况有所好转。

辨证治法同前，原方加三七继续服用。7 月 3 日胸部摄片：右肺第三肋间之球形阴影浓度变淡，边界已模糊。中药服至 1985 年 4 月 4 日，再度检查，除右肺阴影更趋淡化外，其他呈现数据与 1984 年 6 月 5 日基本相同，当时建议重新做手术。术前会诊研究时，与会者意见未能统一，患者亦不愿手术而继续中医治疗，其后定期门诊观察。

1986 年 4 月 16 日 B 超提示：瘤体 5.8 cm；胸部摄片示：右肺之球形阴影已隐约；生化数值变化不明显。原方再加鳖甲，仍继续服中药。1987 年 2 月，因工作较烦，情绪不佳，于 2 月 7 日起阴道不时有少量流血，3 月 4 日至妇科门诊，在检查过程中流血增多，用西药止血后于 3 月 6 日起再做放疗，计 34 次，期间中药未停。此后一直未再出血。同年 10 月 B 超检查，提示瘤体为 5.2 cm，肺部摄片仍有阴影。

按：子宫肉瘤是女性生殖道恶性肿瘤中较为罕见，但恶性程度很高的肿瘤。其预后与细胞分化程度、范围、能否手术，以及手术后是否彻底有关，年龄大或有转移者，预后差。该例患者子宫肌瘤恶变为肉瘤，未做手术切除，仅在住院期内化疗一个疗程，住院及出院后总共接受放射疗法 66 次，主用中药治疗，迄今已有 9 年。

（十五）肝病的常用治法在妇科临床上的应用

董某，34 岁，未婚，小学教师。

闭经 4 个月。

4 个月前出现闭经，伴胸闷、烦躁易怒，两乳经常作痛，痛甚牵及腋下，心悸头晕，失眠多梦。脉弦细，苔薄白，舌质微紫。

辨证：病由情志不遂，精神抑郁，肝失疏泄所致。

治法：疏肝理气解郁。

处方：

当归 15g	制香附 9g	薄荷 4.5g	大麦芽 15g
炒赤芍 15g	炒枳壳 12g	白蒺藜 9g	柴胡 9g
茯苓 12g	橘核络各 4.5g	茯神 12g	王不留行 9g
制远志 4.5g			

7 剂。

二诊：药后胸闷减轻，两乳胀痛好转，但月经未行，脉舌同前。治守前法。处方：

当归 15g	柴胡 9g	茯神 12g	合欢皮 12g
制香附 9g	丹参 15g	小青皮 9g	红花 6g
炒川芎 4.5g			

7 剂。

三诊：药后经潮量少色淡，心悸失眠好转，两乳胀痛再减，脉舌如前。治宜疏肝养血通经。处方：

当归 9g	炒枳壳 15g	炒川芎 4.5g	制香附 9g
柴胡 9g	丹参 9g	红花 2.4g	绿萼梅 5g
炒白芍 9g	茯苓 12g	茯神 12g	火麻仁 9g

7 剂。

另配逍遥丸 250g，上午服 6g；归脾丸 250g，下午服 6g。

按：本例采用疏肝法。闭经得之精神创伤，系肝气郁结，气滞血瘀所致，故首方以逍遥散疏肝解郁。药后症情减轻，续用原法增减而经水得潮。三诊以疏肝理气为主，配合养血通经，并加服逍遥丸、归脾丸，既增强疏肝解郁之力，又补养心脾而助气血生化之源，以巩固疗效。

林某，47 岁，工人。

月经量多 2 年，加重伴头胀痛 1 个月。

2 年前出现经行量多色紫，未予重视。1 个月前，上述症状加重，伴头胀痛、胸闷气逆、全身筋脉酸楚、嗳气频作、夜来少寐、乍寒乍热、尿赤便秘。舌绛苔黄，脉弦。

辨证：此乃肝郁气滞，久则化热，肝胆郁火上扰所致。

处方：仿龙胆泻肝汤意。

龙胆草 9g	柴胡 9g	炒黄柏 9g	代赭石 12g
焦栀子 9g	车前子 9g	灵磁石 30g	黄芩 9g
泽泻 9g	土茯苓 15g		

5 剂。

二诊：药后症情无明显改善，恐病重药轻，改用龙胆泻肝汤合当归龙荟丸加减。处方：

当归 9g	焦栀子 9g	炒枳壳 9g	龙胆草 9g
芦荟 9g	黄芩 9g	决明子 30g	泽泻 9g
制女贞 12g			

5 剂。

三诊：前投龙胆与龙荟两方合化，病情明显好转。脉弦细，舌质略绛。再步前意。

处方：

当归 9g	黄芩 9g	龙胆草 9g	焦栀子 9g
枳壳 9g	紫贝齿 30g		

7 剂。

四诊：续服泻肝清火之剂，肝胆之火得平，症情大减，夜寐欠安，脉势向缓，舌质转润。治宜调理。处方：

当归 9g	天花粉 9g	柴胡 9g	龙胆草 4.5g
炒白芍 9g	泽泻 9g	茯神 12g	大生地 30g
灵磁石 30g	制远志 4.5g	生甘草 4.5g	

7 剂。

按："气有余便是火"，本例采用泻肝法。因肝郁气滞，久郁化火，木火上扰而见头痛、失眠等症。且经来量多，乃血热使然。尿黄便秘、舌绛苔黄、脉弦，是肝胆实热之候。故一至三诊均用泻肝之法，乃得木火平息，而诸症悉解。善后以滋养与清泄并用，既照顾到正气，又不忘攻邪，标本兼顾，以杜覆辙。

陆某，31 岁，工人。

头晕耳鸣，下肢浮肿 2 周。

2 周前出现头晕目眩耳鸣，下肢浮肿，大便干结，动则气逆，脉弦小滑，舌质略红绛，血压 144/101mmHg。妊娠 7 个月。

西医诊断：妊娠高血压综合征。

中医辨证：阴液亏损，肝风内动。

治法：滋阴镇肝息风。

处方：

大生地 30g	鲜石斛 9g	制女贞 15g	制黄精 12g
炒槐米 30g	决明子 30g	灵磁石 30g	黄芩 9g
桑寄生 9g	煅石决明 30g		

3 剂。

二诊：药后眩晕减轻，大便转润，气逆亦平。仍守原法。处方：

大生地 30g	制黄精 12g	桑寄生 9g	黄芩 9g
生牡蛎 30g	制女贞 15g	炒槐米 30g	灵磁石 30g
杭白芍 9g	煅石决明 30g		

5 剂。

按：本例采用镇肝法。妊娠期营血聚以养胎，机体相对处于阴液偏虚状态。盖肝为风木之脏，必赖营阴滋养，风木始宁谧不动。今营阴内亏，木失涵养，肝阳化风，故见症如斯。治疗以滋养营阴为主，滋水能涵木；复加镇肝之品，以增强平息内风之效。

潘某，22 岁，学生。

月经不调 6 个月，加重并出现闭经伴头晕 3 个月。

6 个月前，经汛不调。2 个月前月经不调加重，出现闭经，伴头晕、面色苍白、筋脉拘急、肢体麻木。舌质尚润，脉细。

辨证：肝血不足，经源衰少。

治法：滋养肝血。

处方：

大熟地 15g	酒炒当归 9g	赤白芍各 9g	制香附 9g
川芎 2.4g	炙黄芪 24g	青皮 4.5g	丹参 30g

二诊：上方连服 10 余剂，经潮，量中等，脉舌如前。治守原法。处方：

酒炒当归 9g	丹参 15g	川芎 2.4g	牡丹皮 9g
制香附 9g	赤白芍各 9g	茜草 9g	陈皮 4.5g

生熟地各 15g

按：本例乃养肝法。经水为血所化，五脏之中，肝藏血，又足厥阴肝经与任脉交会，因此，肝血不足，冲任失常，可引起闭经等疾。本例闭经而伴见头晕、面色苍白、筋脉拘急、肢麻、脉细等症状，显系肝血不足所致。故方用当归补血汤合四物汤补血养肝以资经源，乃获奇效。

王某，38 岁。

月经量少 1 年。

久患肝炎，自觉肝区隐痛，自去年以来，经量逐月减少，渐至闭经，伴眩晕腰酸、口干咽燥、五心烦热。舌质偏红，脉弦细。

辨证：肝肾阴亏，冲任不足。

治法：滋养肝肾以调冲任。

处方：一贯煎加味。

北沙参 12g	生地 15g	麦冬 9g	当归 9g
川楝子 9g	白芍 9g	川芎 5g	丹参 15g

上方随症加减，连服月余，肝痛基本消除。经潮量较少，余症亦见减轻。

按：本例采用滋肝法。一贯煎有滋养肝肾、疏肝理气的作用。对于慢性肝炎引起的月经不调，中医辨证属肝阴亏损者，多用本方随证加减，效果良好。

朱某，24 岁。

痛经 5 年余。

痛经已历时 5 年多，逐渐加重，经行后期量少，色淡红，痛时伴有恶心、畏寒、四肢不温，不能起床，需注射止痛针方能缓解。舌质淡红，脉弦细迟。

辨证：肝经虚寒，胞宫不温，寒凝血滞，不通则痛。

治法：温肝散寒调经。

处方：

酒炒当归 9g	肉桂末 1.5g	仙半夏 9g	广木香 9g
干姜 5g	青陈皮各 5g	炒川芎 5g	吴茱萸 5g
孩儿参 15g	酒炒赤白芍各 9g		

5 剂。

二诊：诸症显著减轻，泛恶已止。脉弦细，苔薄白。续用原方 3 剂。

按：本例采用温肝法。患者痛经而伴见经行后期畏寒、肢冷、脉弦细迟、舌淡红，显系肝经虚冷，寒滞胞宫所致。故用温经汤加减，暖肝散寒、温通血脉而奏效迅捷。

（十六）吴茱萸汤证案

林某，女，48 岁，住某院内科病房。

发热、咳嗽 7 天。

7 天前，患者无明显原因出现发热（体温 37.6℃）、微恶寒、喘咳胸闷，诊断为慢性支气管炎、肺气肿伴感染收治入院。经西医治疗后病情好转，唯入院已 5 日未大便，当即与大黄苏打片。药后下少量燥屎，仍然不畅，病员自用番泻叶，服后即通泄。24 小时内大便 7 次，大便先溏继则下稀水，兼胃中不适及干呕，经西药治疗后，泄止而干呕频作，食入则反胃作呕，强忍则感胃中嘈杂，欲呕出为快，乃邀中医会诊。

诊见：面色无华，神情烦躁，干呕时作，并咳唾痰涎，扪之肌肤不热，述胃内有堵塞感，欲呃气则呕，食热粥少许即可，稍增则反胃呕恶，知饥而不欲进食，烦躁愈甚。舌质淡，苔薄而润，脉象中候弦缓。

辨证：寒邪犯胃，中阳温运失权。

治法：温胃散寒，降逆止呕。

处方：吴茱萸汤加减。

| 米炒党参 30g | 吴茱萸 9g | 生姜 15g | 大枣 12 枚 |

| 仙半夏 12g | 青陈皮各 6g |

首剂嘱温服频饮，能服药则日 3 服。

服此方 1 剂，症减食增；复进 2 剂，诸症消失。

按：本案患者素禀气虚，痰浊内蕴。偶感风寒致痰湿遏肺，故喘咳。肺失宣降，故腑气不通。本当宣肺利气，以复清肃之能，和中化痰以健生发之气，腑气自会下行，大便自通。今反用苦寒，泻下太过，损伤胃阳。胃为阳土，阳虚而寒气内盛，不能温纳水谷，故谷入则呕。既属胃寒，则以吴茱萸汤温胃以复中阳，阳复寒消，则逆降呕止，故获良效。

邵某，男，62 岁。

胃脘不适、胸闷 10 天。

10 日前因情绪不佳，复进冷食，出现胃脘呆滞、胸闷不舒，经中西医治疗未见好转，由西医邀请陆老会诊。病员既往有冠心病和浅表性胃炎。

诊见：面色㿠白，短气懒言，心悸烦躁，干呕频作，食入不舒，继则呕恶，大便溏少，小便清利，舌质淡，苔白滑薄腻，脉沉缓。

辨证：胃虚肝逆，浊阴上泛。

治法：温中补虚，泄浊通阳。

处方：吴茱萸汤加桂枝、薤白温经通阳，川芎、当归养肝和营。

| 米炒党参 30g | 吴茱萸 9g | 生姜 15g | 大枣 12 枚 |

| 桂枝 12g | 薤白 12g | 川芎 12g | 当归 12g |

| 细辛 1.5g |

服前 5 剂症大减，仅觉食后胸闷。前方加厚朴 12g，再服 3 剂痊愈。

按：本例原系脾胃虚寒之体，更兼营血温运不足，胸中阳气虚滞而有胸痹宿疾。病起于情绪不佳，肝气本虚，气郁则寒化。复因冷食犯胃，中阳虚而阴寒内盛，寒邪犯胃则呕，肝气横逆则哕，寒入经脉则血瘀滞而心悸、胸闷、气短、舌淡脉沉。不启中焦以宣通阳气，证何由除？吴茱萸汤温胃散寒、降逆止呕，加桂枝、薤白通阳宣痹，川芎、当归温经和营，共奏良效。

晋某，女，38 岁。

反复呕吐 4 年。

4 年前因情绪不佳出现呕吐、头痛，经治疗（具体不详）好转。以后反复发作，常由情志不舒或劳倦而发，亦偶因气候变化而发病。呕吐时伴有头痛，尤以头顶为甚，用手按压头顶疼痛可暂缓。西医诊断为神经性呕吐。经多方治疗未见明显好转，近来病情加剧，慕名前来求诊。

诊见：神疲身倦，畏寒肢冷，呕声时作，呈喷射性呕吐，吐出黄色酸水，间歇发作约 20 分钟，舌质淡苔白，脉沉弦细。

辨证：中焦虚寒，脾胃升降失调。

治法：温中散寒，升清降浊。

处方：吴茱萸汤加减。

米炒党参 30g	吴茱萸 12g	生姜 15g	大枣 15 枚
公丁香 8g	荜拨 6g	法夏 12g	茯苓 15g

首剂疗效不明显，继以生姜 30g 取汁，分 3 次兑服。药后呕止。其后曾数次复发，皆用本方而呕止。为巩固疗效以前方为末，姜汁为丸，经治疗后未再复发。本例证候较为典型，疗效也十分满意。

按： 吴茱萸汤见于《伤寒论》少阴、厥阴、阳明诸篇及《金匮要略》第十七章，本方既可用于阴经证也可也用于阳经证，其跨度之大，居《伤寒杂病论》112 方之首。本方论及各经的见证，均具有相同的病机。在《伤寒论》中，吴茱萸汤分别见于以下三条：阳明病篇的 243 条："食谷欲呕，属阳明也，吴茱萸汤主之。得汤反剧者，属上焦也。"少阴病篇 309 条："少阴病，吐利，手足逆冷，烦躁欲死，吴茱萸汤主之。"厥阴病篇 78 条："干呕，吐涎沫，头痛者，吴茱萸汤主之。"

在上述 3 条中，其共有症状是呕吐。作为君药的吴茱萸，功能温中散寒、降逆止呕，故其病机应属中焦虚寒。既属阳明作呕，何以竟用吴茱萸汤？辨证从何着眼？立法又何以为据呢？且条文指出"得汤反剧者，属上焦也"。上焦指胸膈，明言不在中焦。以病位和病性言，似乎均不当用吴茱萸汤。《证治准绳》按文释义认为：既属上焦作呕，则当用葛根加半夏汤。然而，葛根加半夏汤是为"太阳与阳明合病，不下利，但呕者"而设，属太阳表证未罢而初犯阳明作呕，与阳明病用吴茱萸汤一条之病机不同。

病在阳明或清或下，均属正治。然确有因清下之后导致胃中虚寒者。胃为阳土，胃寒而不能温纳水谷，寒气上逆，故呈现"谷入即呕"之症。其证兼有脉弦缓、苔白滑及神萎，兼虚烦等脉证。

少阴病篇309条所言"少阴病，吐利，手足逆冷，烦躁欲死，吴茱萸汤主之"，须与同篇296条"少阴病，吐利烦躁，四逆者死"进行鉴别。周禹载云："所异者，厥冷与四逆耳。"并指出"厥冷专言手足，此刻竟言四逆者，知其厥冷已过肘膝也，若脏真之气未至伤尽，或吐利而不致燥烦，或吐利燥烦而不致于四逆"则非死候。程郊倩却认为"此与吴茱萸汤证，只从燥逆先后上辨，一则阴中尚见阳神，一则阳尽难存阴魄耳"。张璐则认为："此条与吴茱萸汤一条不殊，何彼可治而此不可治耶？"并断言："必是已用温中不愈，转加烦躁，故呈死耳。"程郊倩则认为："使早知温中而暖土也，宁有此乎！"更有注家认为，309条中"吐利"二字系错简，他们认为此证已属阳气到达竭绝的程度，有阴无阳，吴茱萸汤焉能逆流挽舟？

陆老认为，要回答上述问题，必须正确认识少阴病用吴茱萸汤的病机。为此，首先必须明确吴茱萸汤证的主证是呕吐而下利，厥冷并非必具备证。且厥冷系由呕吐所继发，即下利亦甚轻微，病机属中焦虚寒，浊阴上逆。296条是以下利、厥逆为主，呕吐不是必具证。四肢厥逆、脉微欲绝、下利清谷等症与309条病机不同，病在阳明，证属中焦虚寒。吴茱萸汤温中散寒、泄浊通阳，故呕可止而厥冷可去，烦躁得安。

本方见于伤寒厥阴期，历来注家争议无特殊之处，其别仅在寒邪在肝或在胃。持肝寒之说者以方有执为代表，他说："厥阴之脉，挟胃属肝，上贯膈，布胁肋，循喉咙之后，上入，逆目系，上出与督脉合于巅，其支者，复以胃别贯膈，上注肺。故《灵枢》曰'是主肝所生病者，胸满呕逆'，然则厥阴之邪，循经气而上逆，故其见证如此。"主胃寒者为徐灵胎，他说："头痛者，阳明之脉上于头。此胃中寒饮之证。"柯韵伯："吐而无物，胃虚可知矣；吐涎沫，胃寒可知矣。头痛者，阳气不足，阴寒得以乘之也。"厥阴为三阴之尽，阴之初尽，即阳之初生，与少阳为表里，禀风木之气而内寄相火，下逆寒水为乙癸同源，此其本；上按君火为母子相应，是其标。因此，伤寒厥阴期可呈寒热错杂的证候。要约之，为

"阳并于上则上热，阴并于下则下寒"，不外厥热胜复、上热下寒两类病证。吴茱萸汤证是厥阴受寒而令肝阳不彰，肝寒犯胃致胃阳不布而失和降，寒邪上犯，而有干呕、吐涎沫，则寒邪犯厥阴之证具，舍此，则应考虑他经病变。

二、医话

（一）浅谈冠心病

冠状动脉粥样硬化性心脏病是冠状动脉血管发生动脉粥样硬化病变而引起血管腔狭窄或阻塞，造成心肌缺血、缺氧或坏死而导致的心脏病，常常被称为"冠心病"。但冠心病的范围可能更广泛，还包括炎症、栓塞等导致管腔狭窄或闭塞。世界卫生组织将冠心病分为 5 大类：无症状心肌缺血（隐匿性冠心病）、心绞痛、心肌梗死、缺血性心力衰竭（缺血性心脏病）和猝死 5 种临床类型。

临床中常常分为稳定性冠心病和急性冠状动脉综合征。表现为心前区热闷、压抑、挛缩，以及疼痛、放射痛等症状。在中医文献中散见于厥心痛、真心痛、心痛、心痹、心悸、怔忡、胸痹等。但是这些病症并非都是心血管系统的疾病，它不仅包括呼吸系统的病如肺气肿，消化系统的病如胃炎、胆囊炎、胆绞痛等，当然也包括肺源性心脏病、风湿性心脏病等。

1. 中医对冠心病的认识

中医学的特点是以证候为治疗依据，任何疾病都有它的证候表现。因为人体是一个有机整体，脏腑之间是相互依赖、相互关联的，经络起到这种依存、关联的联系作用，并且通达体表。人体内部的病理变化即通过经络反映到体表，成为外在证候，这就是"有诸内，必形诸于外"的道理。中医临证是对机体所表现的证候，运用四诊八纲综合分析，确定证候的阴阳属性、正邪盛衰、何脏受邪、何经为病，然后辨证论治。

辨证论治的根本精神在于对所反映出的证候进行辨证求因、审因论治。它不是孤立地对某一症状给予对症治疗，而是分析出疾病产生的原由，提出全面的、根本性的治疗措施。在中西医结合过程中，既辨证又辨病的前提下不仅要看到局部，更要着眼于整体，既看到疾病的共性，又要看到个体的差异性，不如此就不是辨证论治而是对症治疗了。

（1）病因病机

根据"正气存内，邪不可干"的论点，胸痹（心痛）的根本原因首先是人体自身的气血失调，"邪之所凑，其气必虚"。说明外因必须是在内因基础上才能起到诱发作用。自身的气血失调又与生活习惯、精神因素、年龄等有关。人体的生理常态是气血和匀、五脏安和、阴平阳秘的。如在精神因素的影响下破坏了这种平衡，出现了阴阳偏盛的不平衡状态。若这种不平衡机体自身不能自动调整，从而导致气血失调而产生病理变化。

心，在五脏六腑中居于统帅地位，为五脏六腑之大主，是"生之本，神之居，血之主，脉之宗，十二经之精，皆奉而养心"，"心精（血）常满，始能分布于四肢，心气常充，始能引精于脏腑"，故有"心气充则四肢皆和，心气弱则四肢皆虚"之说。在阴阳属性上，心为阳，且为阳中之巨阳，心阳充沛（必得肾阳之助）始能主神明，而营卫全身。

阳气，是生命赖以维持的最精微的物质，阳气的盛衰，不仅主宰着人体的健康或患病，甚至决定着生命的寿夭。"阳气者，若天与日，失其所则折寿而不彰"。心又主血脉，血液的循环不息，全赖心阳的鼓动，故心阳（气）之强弱，直接影响血液循环的通畅或阻滞。因此，气血失调所造成的病损，最终都有可能传心受病。其发病原因如下：

①情志不调

情志是人体对外界环境的刺激而产生的反应。如果不是过于波动，或者持续过久，都属于正常的生理现象，反之就可能作为发病因素而导致病变。

心为精神之所舍，因而心在情志变化方面起着主导作用。在日常生活中，虽然气候和环境的改变可影响精神的变动，但不致构成病变，而情志造成的病损却可致心神耗损而致五脏之气不相协调。

由于情志过极，精气被夺，首先动摇心神（或称元神），心神失守（精伤则神无所舍，故称失守），必致五脏之气不协调而紊乱，如"悲则心系急，肺布叶举，而上焦不通，荣卫不散……恐则精却，却则上焦闭，闭则气还，还则下焦胀……惊则心无所依，神无所归，虑无所遂……思则心有所存……正气留而不行……气血失却常度"。"精气夺则虚"，如果精气虚不能得到滋养，可因虚致损，最终可导致心神散失，阴阳离决而死亡。中医学十分重视气的能动作用，也十分重视气的异常所引起的病变，故有"百病皆生于气"之说，以及"气宜养而不可失，神宜藏而不能散"的告诫。气和血，气起着主导和支配作用。所谓"气为血之帅"就强调了气的重要性，气行则血行，气滞则血瘀，是气血病理变化的必然表现。

在血液循环过程中，肝参与并起着调节血循的作用。肝主疏泄，其性刚直，喜条达，恶抑郁，具有疏通筋脉的功能。肝气如果郁结不舒，其疏泄条达的功能就会降低，血液循环可因此而受到影响，血液如果不能充分营养筋脉，筋脉失养而可能出现拘急挛缩。心主血，为百脉之宗，肺主气，为百脉聚会之所，气血不畅而阻滞，则心不得血充养而致心营不足，复令肺气虚痹，不能通条气机，形成阳痹于上，阴损于内，"不通则痛"的胸痹心痛证候。气滞血瘀，若为阴虚之体，则气郁化火，重劫其阴，营阴更耗；若为阳虚之体，则因气虚血滞，阴寒内盛更使阳气生发无力。另一发病途径为生活不节、房事劳损致使肾精虚乏，母盗子气，复使肝阴虚耗。肾主闭藏，肝司疏泄，肾精肝血奉心，若不足以养神，则心阴不足，心阳阻痹。其次，年老体衰，肾阳式微者，若过于思虑，耗损心脾，"怵惕思虑则伤神"，由于肾阳虚衰已使心阳不旺，更兼思虑伤神，则使心气更耗，阳虚则阴寒内盛，经脉不得温煦而血寒，血寒则心不得充养，故可出现胸痹、心痛证候。

②寒邪

寒有内寒、外寒之别。内寒是指体内阳气不足，不能充分温煦脏腑经脉，外寒为六淫之一。若为阳虚之体，再中外寒，就可促使阳虚内寒的病机深化。寒为阴邪，耗伤阳气。

寒邪是胸痹心痛的又一发病原因，陆老提出"寒邪客于五脏六腑，因虚而发"的论点，这种以阳（气）虚为本的内因是发病的基础认识，无疑是正确的。"气主煦之"，故说"血气者，喜温而恶寒，寒则凝而不能流"，阴盛之所以产生内寒，正是由于阳气虚，营血不得阳气的温运而出现的阴寒凝滞现象。这就是寒气（邪）留滞经脉，致使营气不通表现为胸痹心痛的病理机制。

"阳者，卫外而为固也"，外寒只有在阳气虚不能起到卫外作用的前提下才有可能"入经而稽迟"。寒邪伤阳，入于脉中，由于"营行脉中"，寒气客于脉中使

"湿气去，寒独留"，故营血凝滞而痛。营血凝滞不能充养心，故曰血虚。寒邪损耗阳气，致使阳虚不能温运血脉，心血供养不足，故曰血少。由于营卫两损，气血俱伤故猝然而痛。体质偏于阳虚者与后天的摄护有密切关系，比如平时体力劳动少而又缺乏锻炼。由于阳虚，卫外功能差，又易招致外寒入侵，这就更虚其阳。本已阳虚，再受外寒入中经脉，寒邪留滞，营血更加痹阻，不仅"猝然而痛"，且疼痛剧烈而持久。寒伤阳，是伤及心肾之阳，肾阳又称元阳，肾中命门是元阳生发之处。心肾经脉相通，心为君火，命门为相火，心阳必得肾阳之助，始能统气血而主神明。

肾中之命门是先天之本，"五脏六腑之本，十二经脉之根，呼吸之门，三焦之源"，"五脏之阴气非此不能滋，五脏之阳气非此不能发"，故称为"先天之本"。心必赖肾气的充沛始能主神明而率气血。寒邪伤阳正是伤及心肾之阳，非伤局部而是伤及根本。

③痰浊

痰是一种病理产物，又是致病因素。形成痰的病理是脾虚。脾恶湿，故脾病多为湿淫及热郁。湿为阴邪，易耗脾阳，脾为水湿所困而湿邪又未及时渗利，耗损脾气而致脾虚。脾因其虚而不能为胃行其津液，后而遏郁成痰。热郁，多为肝气郁滞，气郁化火。郁热伤阴，炼液成痰。脾是心的"储精（血）待用之所"，脾为生化之源，奉血以养心。脾的运化又赖命门火的熏蒸，始可起到腐熟水谷、散布精微的功能，因此，脾的动力又来源于肾气的充盛，倘肾虚使脾不得温养而致脾虚，亦能促成痰浊的产生。气虚生痰，称为痰湿，若痰湿化燥，或肝郁化火灼液成痰，谓之痰热。前者伤阳，后者伤阴。无论其寒热，均必先有脾病而后有痰。

脾本经自病有二：一为平时过多摄食膏粱厚味、生冷、酒等，脾胃受损，导致痰浊内蕴；二是思虑过度，以及生活、工作安排不当而劳倦伤脾，损及营阴，耗伤脾阳。均可使散布精微、分渗水湿功能发生障碍而生痰。痰浊黏滞阻塞气机，致血不能充养于心，而使心营不足；清气上输于肺不足，致肺气虚；肺主气，肺气虚更加深了气的虚，清气由于肺气虚，不能充布于心而使心气不足。

由此可见，因痰湿遏阻后，而使心肺之气都受到损伤，这就加重了原有病机的深化。故涤痰宣痹以复脾阳，温阳益气以通心肺之气，是针对"正虚邪实者，本而标之"的有效治则。

④瘀血

血液循环不畅被阻滞而凝结谓之瘀血。瘀，阻塞不通之意。瘀血和痰浊一样，既是病理产物又是致病因素。瘀血的形成不仅与气血的异常分不开，而且与津液的盈亏也有着密切的联系。气和血本为一体，都是后天水谷精微所化生，《灵枢·营卫生会》："人受气于谷，谷入于胃，以传与肺，五脏六腑，皆以受气，其清者为营，浊者为卫，营行脉中，卫行脉外……"故说气血是"异名同类"。虽然有"载气者血也，运血者气也"之说，但气却在血液循环中起着主导和支配作用。因此，气的任何变化都可能使血受到影响。

津液是人体不可或缺的物质，亦为后天水谷所化生。津液除了营养润泽脏腑、滋养肌肉、充养皮肤外，还是血液的组成部分，因而津液是否充足，又是血液能否正常循行的一个重要因素。若因津液亏，而致营阴虚滞者，亦为血瘀的原因之一。

因瘀血的附着，又使原有的气虚、气滞一并加重。瘀血就会留而不去，谓之老血、恶血、败血，瘀滞阻塞，不通则痛。故瘀血疼痛的特点是痛处固定，且反复发作，时轻时重，疼痛性质为如锥刺、如刀割、如绞榨等。可因气机闭阻，阴阳之气不相顺接而致昏厥。心之外相为舌，舌为心之苗。瘀血者舌体可显瘀点或瘀斑，瘀滞严重者则舌质青紫而暗。脉象由于营血瘀滞，故多见沉涩、弦细缓、结代。作为标证，通脉逐瘀是必要的治则。

（2）辨证论治

冠心病多以本虚标实见证。本虚，按形不足者，温之以气，精不足者，补之以味；标实，或涤痰宣痹以畅气机，或通脉逐瘀以调营血。究竟虚实孰轻孰重，应根据具体情况，分清标本缓急论治。

①气虚，胸阳痹滞

证候：心悸，气短，自汗，胸部憋闷，压抑不舒，神倦肢乏，纳差，便溏。或胃脘痞满，咳唾痰涎，下肢浮肿。舌质淡，舌苔薄白或薄腻，脉象濡缓或浮虚，时有结代。若无胃脘痞满、咳唾痰涎、苔不腻，即未兼夹痰湿，仅以气虚、胸阳痹滞见证。治以益气温阳、通脉宣痹法。处方：炒党参、焦术、炙甘草、葛根、瓜壳、桂枝、薤白、丹参、川芎、降香、细辛。本方甘温益气、辛温通阳，佐以活血通络，为本证之基础方。

若夹痰湿，改用苓桂术甘汤加干姜、远志、党参以健脾益气、温化痰湿。痰多者再加白芥子，再随证变法易方。若痰湿化热，症见眩晕时作、心烦欲呕、口苦、失眠、咯痰不爽而黏稠、舌边尖红、舌苔黄腻或薄腻、脉象弦滑，用黄连温胆汤去大枣，加茵陈、葛根以清化痰热。

痰涎多而大便不利，加全瓜蒌、贝粉（冲服）；痰多胸满而大便不利者，加葶苈子、莱菔子；如心悸甚、脉结代忽现，用十味温胆汤去大枣，加生熟枣仁各半。标证消除后再辨证易法。

②心肾阳虚，寒凝血脉

证候：心悸气短，胸部紧缩压抑，隐痛绵绵，时时眩晕，畏寒肢冷，纳差便溏，口淡乏味。舌质淡白胖嫩，舌边齿痕，舌苔薄白，或舌质淡紫、瘀点或瘀斑，脉象细缓或结代。处方：米炒党参、干姜、炙黄芪、桂枝、川芎、红花、丹参、炙甘草、胡芦巴。心前区疼痛阵作，加五灵脂、蒲黄。

③阴虚阳亢，心营亏虚

证候：心悸怔忡，胸部憋闷压抑，刺痛阵作，烦躁易怒，头晕头昏，五心烦热，失眠多梦，腰膝酸软，口干舌燥，小便黄热而短，大便不畅。舌质偏红，可有瘀点及瘀斑，舌苔薄黄，或干黄乏津，脉象弦细数，或弦滑、结代。以育阴潜阳、通络逐瘀法。处方：生地、丹皮、赤白芍、珍珠母、丹参、牛膝、夏枯草、地龙、桑寄生。若目眩、耳鸣、冲热，加胆草、钩藤；心前区刺痛而频发者，加失笑散（包煎）；上证，脉沉弦涩、时欲太息，加三七粉（冲服）、北沙参。

④气阴两虚

证候：心悸气短自汗，身倦乏力，腰膝酸软，胸部憋闷刺痛，午夜常因气急憋闷而惊觉，左肩酸麻胀痛，大便溏薄不畅。舌质淡嫩，稀薄苔，舌边齿痕，或舌质淡紫，脉象沉弦细涩而结代。以益气养阴、通营活血法。处方：炙黄芪、生玉竹、北沙参、五味子、制首乌、炙甘草、丹参、降香、葛根、三七（冲服）。心前区疼痛发作而舌质紫或瘀者，加姜黄、血竭（冲服）。

⑤阴阳俱虚

证候：剧烈心痛，痛及肩背及上肢内侧，屈身俯首，心悸气短不足以息，汗出肢冷，面色㿠白，舌质紫暗，脉象虚细数、结代。用温阳活血法。处方：党参（红参）、桂枝、细辛、干松、干姜、乳没、延胡索、苏合香丸（兑服）、川芎、沉香（冲服）。病情严重者，则面青唇紫、四肢厥逆、肤色青紫、脉微欲绝或迷糊不清、舌质紫暗乏津，急用回阳救逆法。处方：附子、肉桂、干姜、红参、五味子。若病情继续恶化，出现烦躁不安、昏不知人、四肢抽搐、面色紫暗、气息微弱、厥冷上逆、齿唇干（舌萎紫暗乏津），脉象乍大乍小、结代无定息，已呈阴竭于内、阳亡于外，阴阳离决之危候的，给予独参汤冲服鹿茸粉、麝香散，可见面色紫暗晦滞渐起，呼吸微弱但有定数，再继续回阳救逆之四逆、生脉散加味。

2. 陆老治疗冠心病的基本原则

陆老应用中医气血理论指导治疗心血管疾病，认为冠心病心绞痛的基本病机是气虚血瘀。气血理论是中医理论的重要组成部分，气可以生血、行血、统血；血可以载气运行。《血证论》说："气为血之帅，血随之而运行；血为气之守，气得之而静谧。"《张氏医通》说："盖气与血，两相维附，气不得血，则散而无统，血不得气，则凝而不流。"可见，气起着主导作用，气的病理改变可导致血的运行异常。

《素问·痿论》说："心主身之血脉。"即全身血脉统属于心。血液在脉中环流不息，濡养周身，有赖于心气的推动。若心气异常，则可导致血瘀。气滞与气虚皆可致瘀，然而气滞血瘀是实证，气虚血瘀是本虚标实。

心绞痛是以气滞血瘀为主，还是以气虚血瘀为主，应"审证求因"，具体分析。心绞痛的患者多有胸骨后或心前区部位的固定性压闷作痛，并兼有舌质紫暗，少数还有瘀斑，这是血瘀的见证。除此之外，还多有疲乏、气短、胸闷、自汗、心悸、脉弦细或结代，部分病例舌淡胖有齿痕，这些四诊所见，显然是气虚的证候。气虚引起血瘀，血瘀又影响气的流畅，而致心脉瘀滞，引起疼痛及舌质紫暗。

《金匮要略》指出："夫脉当取太过不及，阳微阴弦，即胸痹而痛，所以然者，责其极虚也。今阳虚知在上焦，所以胸痹心痛者，以其阴弦故也。"心居胸中，主阳气，主血脉，今阳气虚亏，而致血脉瘀阻作痛。因此，冠心病的基本病机是气虚血瘀，气虚为本，血瘀为标。然而，也有少数冠心病患者，除有胸闷、心绞痛外，并无气虚征象，可归属于气滞血瘀证。

陆老认为，多数冠心病心绞痛病例可以把"益气温阳活血"作为基本治则，以补为通，以通为补，通补并用。在组方时可选用两三味补气药如党参、黄芪、肉桂，三四味活血药如丹参、赤芍、川芎、红花等组方，以此为基本方，再根据兼证不同加减选用其他药物。

痰浊：胸阳不振，津凝为痰。其特点为舌苔厚腻、口黏无味、胸腹胀满、纳食不香、脉兼滑象。治宜宣痹通阳，选用瓜蒌、薤白、半夏等。痰浊久郁又可化热，症见苔黄腻、口干口苦、心绞痛发时局部有灼热感。治宜清热豁痰，选用瓜蒌、黄连（或黄芩）、半夏。

寒凝：胸中阳微，寒邪侵袭，脉涩不行。其特点为胸痛遇冷易发，痛时肢冷汗出、面色苍白，脉迟舌淡。治宜芳香温通，选用荜茇、细辛、桂枝、石菖蒲等。

气滞：气机不畅，血脉凝涩。其特点为胸痛因七情而发，两胁不适，胸闷不舒，脉弦。而这类患者气虚较不明显，治宜行气解郁，可选用柴胡、香附、郁金、川楝子等。

阴虚：阳损及阴，阴精不足。其特点为舌红苔少或无苔，或舌有裂纹，五心烦热，心烦少寐，口干喜冷，小便黄，脉细数。治宜滋补心肾，可选用麦冬、五味子、枸杞子、女贞子等。

阳虚：久病及肾，心肾阳虚。其特点为畏寒肢冷，腰酸腿软，或心悸气促，面浮肢肿，舌淡而胖，苔白而润，脉沉无力或迟。治宜温补心肾，可选用菟丝子、淫羊藿、补骨脂等。

在治疗过程中还当注意标本缓急。若是标证较重而突出，如舌苔厚腻、脘腹痞满等痰湿阻滞明显者，可先用宣痹通阳合活血化瘀；又如心绞痛发作较频，则可重点活血，佐以芳香温通或行气解郁，以缓其急，然后再兼顾正气，通补兼施。

同时，在具体用药时要注意补中兼通、通中有补、调和阴阳、脏腑相关等用药准则。补而不通则气壅，气壅则助其阻塞。因此，在用补气药时除与活血药同用之外，可适当加一味行气药。用通法要祛邪而不伤正，如只攻不补，日久将使病人正虚益甚，因此在用通法时也当酌情加一味补药。

阴阳互根，阳生阴长，阴生阳藏，用补阳药时应适当加一味补阴药，在用补阴药时应加一味补阳药，使之补阳护阴、补阴顾阳。

脏腑之间密切相关、互相约制，所以，在用药时还需注意脏腑间的关系。对心绞痛伴有明显脾胃症状，或在餐后痛易发作者，又当兼调脾胃，可选用半夏、陈皮、枳壳、苏梗、生姜、豆蔻等，即所谓"心胃同治"。有些久病者可在补气的基础上加用补肾的药，常酌情选用桑寄生、女贞子、补骨脂、菟丝子等以补肾，即所谓"欲养心阴，必滋肾阴；欲温心阳，必助肾阳"。

（二）月经诸病浅说

心生（出）血、肝藏（纳）血，肺主气、肾纳气。妇人百病皆自心生，若五志之火一起，则心火亦从而燔。

1. 经闭

先因心事不足，由是心血亏耗，故乏血以归肝，而出纳之用已竭。经云：母能令子虚，是以脾不健而食亦少，所谓二阳之病发心脾者此也。因食少，故肺亦失所养，而气滞不行，则无以滋肾阴。月经全赖肾水施化，肾水即乏，则经血日以涸干，以致或先或后、淋沥无时，渐而至于闭塞不通。

经闭不通，或因堕胎及多产伤血，或因久患潮热耗血，或因久发盗汗耗血，或因脾胃不和，饮食少进而不生血，或因痢疾失血，故治宜生血补血、除热调胃之剂；或因七情伤心，心气停结，宜调心气通心经，使血生而经自行。

虚中有热，月事不来，以四物汤加黄芩。血枯经闭，以桃仁四物汤。肥人脂满经闭者，以导痰汤加川芎、当归、黄连。不可服地黄，如用必以姜汁炒。肥人一般是由痰多脂膜闭塞，子宫不能受精而施化，宜服上药。

2. 崩漏

先因心火亢盛，于是血脉泛溢，以致肝实而不纳血，出纳之运遂废。经云：子能令母实，是以肝肾之相火，挟心火之势，从而相煽，所以月水错经妄行无时而泛溢也。渐而至于崩中不患，甚而化为白浊白淫、血枯发热劳极之症，不可治矣。经云：邪气盛则实，经气夺则虚。所谓心气不足者，正气夺也，心火亢盛者，邪气（相火）盛也。

崩漏有虚有热。急则治其标，白芷一味煎汤，调下百草霜，或棕榈炭，或头骨烧灰存性，或五灵脂半生半熟，俱以酒调服，后以四物汤加干姜调补之。缓则治其本，四物汤加芩、连、参、芪、香附、干姜之类。

四物汤加荆芥穗、条芩，止血神效。

3. 月经不调诸症

常过期者，血少也，以川芎、当归、人参、白术兼痰药。过期紫黑、有块作痛，血热也，以四物汤加香附、黄连，肥人多兼痰药。痰多占住血海地位，因而下多者，目必渐晕，肥人多有之，以南星、苍术、川芎、香附作丸服。经水未行，月经将至作疼者，血实也，为瘀血阻滞，以四物汤加桃仁、香附、黄连、红花，或加延胡索、莪术、木香；有热加柴胡、黄芩。经水行后而作疼者，气血俱虚，以八珍汤加减。夫血为气之配，因气而行。成块者，气之凝；将引而痛者，气之滞；行后而痛者，气血俱虚；色淡者亦虚，而有水以混之也；错经妄行者，气之乱也；紫者气之热；黑者热之甚。令人指为风冷，而行温热之剂，祸不旋踵。

调经散（《医学正传》）：治经水参前错后，或多或少，或迄月不至或一月两来，皆可服。

酒当归 4.5g	寸冬 6g	吴茱萸 4.5g	人参 3g
半夏 3g	白芍 3g	川芎 3g	粉丹皮 3g
肉桂 1.5g	阿胶珠 2.1g	甘草 2.1g	

和经汤：月经过期不行。

当归 4.5g	川芎 1.5g	熟地 3g	白芍 3g
桃仁 30g	藏红花 0.9g	香附 3g	肉桂 1.5g
木通 2.4g	莪术 3g	苏木 3g	甘草 1.5g

安经汤：月经先期而来。

当归身 4.5g	川芎 1.5g	杭白芍 2.4g	生地黄 3g
阿胶珠 1.5g	艾叶 1.5g	黄芩 3g	香附 3g
黄柏 1.5g	知母 1.5g	甘草 1.5g	黄连（姜汁炒）2.4g

固经丸：经水过多不止。

黄芩 3g	龟甲 30g	白芍 3g	椿根白皮 22.5g
焦白术 9g	香附（童便侵一宿，烤干）7.5g		

细米、酒糊为丸，如梧子大，每服七十丸白汤下。

（三）妇科经带胎产证治歌括

1. 月经正常与异常

正常经水月周期，并月居经以次推；

无经能孕暗经知，名曰避年一岁至。

释义：月经一月一至是为正常，如两月一至称并月，三月一至居经，一年一至曰避年，一生不至而能受孕者称暗经。

2. 经色鉴别

血从阳化色正红，紫黑瘀凝热象同；

黄泔淡红虚与热，辨明色泽自然通。

释义：血色本是正红鲜泽，如紫黑属热、淡红属虚、黄泔属湿化、凝块属血瘀气滞。

3. 血的清浊秽气

臭秽稠黏属热证，寒化清彻臭则腥；

混淆五色应内溃，频下淋漓药不灵。

释义：血有秽臭之气，质又黏稠多属热；质清气腥多属寒；五色混杂、臭秽难闻，多属肿瘤内溃。

4. 经期提前推后、寒热虚实

经来前后不如期，实热虚寒辨自知；

淡少为虚无胀痛，紫兼疼痛实何疑。

释义：一般经期提前为热，推后为寒；血色淡、经量少、腹无胀痛为虚，血色紫、腹胀痛属实。

5. 痛经

（1）痛经属寒

风寒冷湿客胞门，气血循引喜得温；

邪与血争脐腹痛，吴萸汤与温经存。

病因：血本得温则行、得寒则滞。由于风冷寒湿客于胞门，气血循行受阻，引致痛经。

吴茱萸汤：吴茱萸、当归、肉桂、丹皮、半夏、麦冬、防风、干姜、藁本、细辛、茯苓、木香、炙甘草。

十二味温经汤：川芎、当归、白芍、人参、桂枝、干姜、吴茱萸、丹皮、阿胶、半夏、麦冬、甘草。

（2）痛经属热

肝气不调郁生火，经来肋腹痛非轻；

五心潮热情烦急，宣郁通经功力宏。

病因：木郁生火，气血失调，而肋为厥阴通路，小腹为肝脉所致，故经期肋腹疼痛。

宣郁通经汤：丹皮、生栀子、当归、白芍、黄芩、柴胡、郁金、香附、白芥子、甘草。

（3）痛经属虚

木土违和血气虚，经来腹痛按能舒；

萎黄面色便溏细，柴芍六君乃可需。

病因：肝脾失调，气血两虚，经来腹痛喜按喜揉。

柴芍六君汤：柴胡、白芍、人参、白术、茯苓、陈皮、半夏、甘草。

（4）痛经属实

气滞郁结腹痛生，痛而拒按实行呈；

通调气血兼行瘀，失笑桃红四物平。

病因：血涩气滞，留瘀不行，腹痛拒按为实。

失笑散：生蒲黄、五灵脂。

桃红四物汤：桃仁、红花、当归、川芎、白芍、熟地黄。

6. 经闭

（1）血虚经闭

心脾血少任冲伤，补益端须火土强；

经闭血虚宜温养，归脾四物悉良方。

病因：思虑劳倦，脾气虚羸，生化之源不足，心营衰少，冲任不盈，引致闭经。

归脾汤：人参、白术、黄芪、茯神、远志、木香、枣仁、当归、肉桂、甘草。

四物汤：川芎、当归、白芍、熟地黄。

（2）寒凝经闭

寒伤冲任阻胞宫，气血行循滞不通；

大小温经汤可治，散寒活血有殊功。

病因：寒冷客于胞宫，伤于冲任，气血凝滞，引致经闭。

十二味温经汤：见痛经。

小温经汤：附子、当归。

（3）热结经闭

心阳亢盛热侵淫，气不下行浊肺阴；

消谷由于胃火旺，二黄玉烛两方寻。

病因：劳心过度，心火上亢，气上迫肺，心气不得下通，胞脉闭塞；或胃火旺盛，消谷善饥，津液为热所灼，大便闭结，月经停闭。

二黄散：大黄、地黄。

玉烛散：川芎、当归、白芍、地黄、大黄、芒硝、甘草。

（4）气郁经闭

隐情曲意蕴胸怀，忧郁难伸气不谐；

血海滞凝经水闭，逍遥柴芍六君皆。

病因：七情损伤，女子隐情曲意忧郁为怀。经云：二阳之病发心脾，有不得隐曲，女予不月。

逍遥散：柴胡、白芍、当归、白术、茯苓、甘草。

柴芍六君汤：见痛经。

（5）痰阻经闭

胞室痰凝血不通，气机阻滞法难攻；

腹脂增厚形躯胖，加味导痰与启宫。

病因：积痰下注，血脉留滞，胞宫闭塞。又肥人脂满，痰湿阻于胞宫，引致经闭。

加味导痰丸：苍术、香附、陈皮、茯苓、枳壳、半夏、南星、甘草。

启宫汤：川芎、香附、南星、茯苓、半夏、甘草、陈皮。

（四）病毒性肝炎

本病属中医学黄疸、胁痛、积聚、腹胀等范畴。

1. 黄疸

《素问·平人气象论》："溺黄赤安卧者，黄疸。""目黄者，黄疸。"《灵枢·论疾诊尺》："身痛而色微黄、爪甲上黄，黄疸也。"故以目黄、身黄、小便黄为主要证候。

病因病机："湿"为发病主要因素。虽有外湿、内湿之分，其受病脏腑均为肝、胆、脾。湿困中焦，使分清泌浊、输布精微功能受制，气机之阻遏，影响肝、胆疏泄，气郁而致胆汁外溢。外及肌表，下移膀胱，发为上症。

是症与西医的黄疸含义同，故病毒性肝炎、肝硬化、胆囊炎、胆石症、哮喘及溶血性黄疸等都可参照本症辨治。

2. 胁痛

《灵枢·五邪》："邪在肝，则两胁中痛。"《素问·脏气法时论》："肝病者，两胁下痛引少腹。"由于肝居胁下，厥阴肝脉贯膈布胁肋，故一侧或两侧胁肋部疼痛是肝胆的病变。

病因病机：《诸病源候论》："邪气乘于胸胁，伤其经脉，邪气之与正气交击，故令胸胁相引而急痛也。"张景岳认为："胁痛有内伤、外感之辨……有寒热表证者方是外感，如无表证，悉数内伤。"《证治汇补》："因暴怒伤肝、悲哀气结、饮食过度、风冷外侵、跌仆伤形……或痰积流注，或瘀血相搏，皆能痛；湿热郁火、劳役房色亦可致痛。"肝胆疾病、干性胸膜炎、肋间神经痛，以及肺化脓症、肺炎、渗出性胸膜炎、胸部外伤等也可见胁痛。故肝郁气滞日久则可致瘀血停积，脉络闭阻；饮食不节，伤及脾胃，脾病及肝；外感湿热，内蕴郁滞，经脉不通；久病肝阴受耗，精血亏损，子病及母，肾精不足；郁火伤阴，脉络失养均可致痛，故需辨其虚实。

3. 积聚

"癥瘕""痞块"都属积聚类，是指腹内结块，或胀痛，或无痛的病证。积和聚分属气分、血分，积证有形而固定不移，痛胀有定处；聚证多无形，聚散无常，痛无定处。《难经·五十五难》说："积者阴气也，其发有定处，其痛不离其部，上下有所始终，左右有所穷处。聚者阳气也，其发无根本，上下无所留止，其痛无常处。"《金匮要略》："积者脏病也，终不移；聚者腑病也，发作有时。"《诸病源候论》："其病不动者，直名为癥；若病虽有结症而可推移者，名为瘕。瘕者假也，谓虚假可动也。"《医学入门》："有积聚成块，不能移动者曰癥，言坚硬贞固也。或有或无，或上或下，或左或右者曰瘕。"《太平圣惠方》的"痃癖"、《医宗必读》的"痞块"都属积聚。可以认为，现代医学中因多种原因引起的腹部实质性痞块如肝脾肿大，胃肠道肿瘤及其他腹腔、盆腔之良性肿瘤、恶性肿瘤、炎性包块等均属积证（癥）范畴；但如肠痉挛、幽门梗阻则属聚证（瘕）范畴。

病因病机：郁怒伤肝，忧思伤脾。肝失疏泄，初聚而久，则血瘀成积。脾失健运，湿聚成痰，络脉受阻，血行不畅，痰浊与气血相搏结，或湿遏化热内蕴，亦可瘀阻络脉成积。食滞痰阻，中焦宣泄失权而成聚者。脾虚而遭风寒痰湿内结，进而与气血相搏，脉络瘀滞而成积者。亦有虫伤如血吸虫、肝吸虫致脉络痹阻、气血凝结，久拖不愈，凝滞而成积等，谓之虐母。

4.鼓胀（蛊胀）

鼓，以形命名也；蛊，以固定名也。腹形胀大、皮色苍黄、脉络暴露为其特征。若肢瘦腹大，腹皮绷急如鼓，形如蜘蛛，是单腹胀，又称蜘蛛鼓。《灵枢·水胀》："鼓胀如何？腹胀身皆大，大与肤胀等，色苍黄，腹筋起，此其候也。"《金匮要略》论五腹水气病说："肝水者，其腹大，不能自转侧，胁下腹痛……"《医宗必读》说："鼓胀者，中空无物，腹皮绷急，多属气也。蛊胀者，中实有物，腹形充大，非虫即血也。"《医砭》认为，气鼓、水鼓、血鼓三者，病常相同，往往相互兼见，不可截然分开。鼓胀可见于肝硬化腹水，包括门脉性肝硬化、坏死性肝硬化、胆汁性肝硬化，寄生虫性腹膜炎，乳糜腹水，以及他因引起的肝脾肿大和腹水的一些病症。

病因病机：发病因素较复杂，概言之以湿热疫邪、虫毒、酒癖、饮食失常、情志郁结等因素常见。本病一般多为继发。肝、脾、肾三脏病变，使气血水瘀阻体内为其病理。故湿热久积，伤及肝脾，气病及血，脉络循行痹阻，水与气血结而成者，其病在于湿，其根在肝脾。伤脾者，脾伤而耗及肝，则其本在脾，而发于肝。血瘀水停，病在肝脾，本有癥积不复，继发为鼓胀。

对于病毒性肝炎，中医以有无黄疸来分类，有黄疸者则从黄疸论治，无黄疸者就当从肝郁、胁痛、湿病、积聚、腹胀、鼓胀等求之。但均应本着"辨证求因，审因论治"的原则。从病因着眼，求其受病脏腑，审其气血盛衰，然后确定治法，如清热解毒、疏肝理气、利胆除湿、健脾和胃、活血逐瘀、柔肝扶脾、滋肝养肾、益气养血、健脾补肾、清肝温脾、养阴活血、攻积通水等治疗方案。

本病急性期如能及时正确治疗，其预后良好。若失治、误治则转为慢性肝炎（迁延性、活动性），进而导致肝硬化、肝癌。按中医学的理论，慢性肝炎从其证候说，是湿热邪毒侵袭机体后未及时清解，长期蕴结缠绵，使正气受到一定的损耗形成的。病损于肝，初由肝气郁滞进而使肝阴虚损，肝失疏泄，气郁不舒则侮其所不胜而克制脾土，脾失健运，输布之能衰则水湿浊邪内遏，脾虚不复，进而耗伤胃气。临床上这一类型的证候占半数以上。慢性肝炎实质是肝阴虚。肝肾同源，肝阴有赖于肾阴，所以肝阴虚往往涉及肾阴虚；阴损及阳，也可形成肾阳虚，故久病必伤及肾，同时影响气血功能。慢性肝炎既累及多系统，故为多系统疾病。由此可知，本病病位在肝，病变在脾、胃、胆、肾等脏腑，这是辨证、立法、处方、用药的基本前提。

舌象变化：舌为脏腑之外候，故舌质的变化又能反映出脏腑虚实、气血盛衰。舌象是组成证候的主要部分，所谓"辨舌质，可辨五脏之虚实；视舌苔，可察六淫之深浅"。慢性肝炎由于湿热郁结日久，多伤及肝、脾、肾三脏，导致体内阴阳气血失调，形成了余邪未尽、肝郁、脾肾气血虚的证候。

慢性迁延性肝炎舌象：此期多无特征性变化，但如有明显的消化功能障碍等临床自觉症状，则舌面多残留薄白苔，舌根稍厚于舌心；舌光几乎没有苔，舌质正红或稍淡。

慢性肝炎活动期舌象：此期白苔较常见，但苔层比急性期薄，苔在舌面的分布多疏密不均，舌面中心有时可见剥苔而露出较光滑舌面。此期舌苔变化多不固定，不如舌质改变明显。舌质变化：①色泽浑暗无光，甚则呈紫蓝色外观，此种舌质最常见（有数据表明可达78.4%）。②舌尖或边缘有大小不等的暗紫色隐斑，重者呈紫黑色点块状瘀斑（56.9%）。③舌底静脉因回流障碍而呈现青紫色，由于瘀滞而脉幅增宽，最宽可达0.5cm，甚则走行屈曲。据观察，慢性肝炎病程在3年以上者，多有上述变化中的1～2项改变，10年以上者可同时兼有上述3项舌质改变，病程越长，舌质变化越明显。如病程不长而出现此种变化亦多易于转向早期肝硬化。凡舌质出现色泽青涩晦暗，舌尖有瘀斑及舌底静脉增宽，谓之"舌质三联征"。这时，血清中白蛋白和球蛋白比值往往呈现等值或倒置。"三联征"中最先出现舌质色泽青紫晦暗，次则舌尖边出现瘀点、瘀斑，最后出现舌底静脉紫黑而增宽。有单独出现一项者，也有同时兼见两项或三项者。血清 GPT 平均值 138U，明显低于急性期（均值 482U）。免疫球蛋白含量明显增高，最低均值 14800mg/L，最高均值 17440mg/L。

本病的急性期是应予重视的，半数以上的慢肝是源于急性期的失治。如能及时正确地治疗，慢肝（迁延、活动）的病例可以大大减少（包括带菌者）。急性期的病因可概括为"湿热（寒阻）"。文献记载指出："湿热相交，民当病瘅"，"伤寒发汗已，身目为黄，所以然者，以寒湿在里不能解故也。以为不可下，当于寒湿中求之"，"湿热久留，其病乃成"，"黄疸症，非湿热蒸蒸，即寒湿郁久"，"凡病诸痰，皆由脾胃郁热所致"。（肝炎）病邪侵入机体，其所犯脏腑是脾胃，脾胃之升清降浊、输布功能的气机受到阻碍。湿遏则肝侮中焦，造成脾失健运、肝失疏泄，湿郁化热，留滞肝络，胆汁溢于肌肤而发黄。若湿热炽盛，毒邪内留营血，则能出现高热、烦躁、神昏、谵妄、尿血、便血等急黄证候——急性黄色肝萎缩、亚急性黄色肝萎缩、急性重型肝炎等，预后不良。

急性期的治疗以清热、利湿为主要大法。但清热药多属苦寒之品，应掌握好分寸，恰当地精选药物，以用药不损伤脾胃、阻遏气机为原则。若用药不当或过量，则易出现纳减、恶心、腹痛，尤对于体虚者可能使正气先伤而病邪未去，余邪留着，肝脾两损，亦为慢肝之由来。要在此期分清：①热重于湿：其证为身目发黄而色鲜，黄疸出现快、发热口渴、心中惊恐、恶心或呕吐、纳减、便秘、尿少而黄或赤、腹胀脘痞满、胁部钝痛，舌质红、黄腻苔，脉象弦数，肝功异常。治法：清热除湿。方药：茵陈蒿汤加味（茵陈、栀子、柴胡、大黄、龙胆草、夏枯草、虎杖、黄柏）。②湿重于热：黄疸色泽较淡或晦暗、发热较轻、头重身困、胸脘痞满、口淡不渴、神疲懒言、腹胀便溏、纳呆、胁痛窜，舌质淡红、苔白厚腻，脉象弦缓，肝功异常。治法：清化湿热、宣通气机，或芳香化浊、清热解表，或健脾燥湿。可按证选用三仁汤、藿朴茯苓汤、胃苓汤，或用自制方（茵陈、广藿香、佩兰、苍术、薏苡仁、茯苓、金钱草、白蔻仁、黄芩、六一散）。③邪入营血：湿热邪毒，内伤营血，黄疸迅速加深、高热烦躁、谵妄或痉挛、肌肤出血，舌质红绛、苔黄燥、脉弦数，并可出现腹满或腹水，肝功异常。治法：清热解毒、凉血散瘀、清心通络。方药：犀角地黄汤（犀角可用水牛角替代）加安宫牛黄丸。

（五）肝病的临床证候分类及治法

1. 生理、病理

肝的概念不仅指实质脏器的肝，还包括了相当于现代医学所指的神经系统（中枢神经和植物神经）、循环系统、消化系统等方面的相关内容，因而在临床上的表现是多方面的。

肝主谋虑："肝者，将军之官，谋虑出焉"，"肝，悲哀动中则伤魂"。所谓谋虑和魂，一方面指的是精神情志活动，一方面指人体的防御机制。在精神创伤和情绪活动失常时，可引起肝病，而肝病也可表现为上述功能的破坏。

肝藏血：肝具有贮藏血液、调节血量的作用。"肝藏血，血舍魂"，"人动则血归于诸经，静则血归于肝"。临床上有因大怒等精神刺激而使肝气上逆，不能维持藏血功能，血随气逆而妄行，引起昏厥或吐、便血诸症，在妇女可产生崩漏等症，即"木郁为火，则血不和，火发为热，则血横决"。

肝开窍于目："肝气通于目，肝和则目能辨五色"，即"肝受血而能视"。如肝血不足，则可出现目眩、眼干、夜盲等，肝火上炎则两目红赤疼痛。

肝主筋："肝之舍筋也"，"肝，罢极之本，其充在筋"。肝气正常，肝血充盈，则筋经、爪甲皆得肝血滋养，故手能握、爪甲红润光泽。如肝血少，则可出现筋骨疼痛、活动不利，以及爪甲不荣、变薄、变脆。再如抽搐、拘挛、肢体强直、角弓反张等，都与肝有关。此外，肝与妇女的冲、任、带脉皆有极为密切的关系。

肝病的病理表现可概括为虚实两证，而以实证多见。肝"体阴而用阳"，若肝气不得疏泄，郁而化火，火动则阳失潜藏，阳亢则风自内生，风火相搏，上升巅顶；或横窜脉络，致血不归脏，并走于上，这就是肝风发生的病机。肝的实证，又可根据病情轻重，分为肝气郁结、肝火上炎、肝阳妄动、肝风等实热证候。若肾阴亏虚，精不化血，肝失濡养，则成肝阴不足，虚阳上扰的虚证。但由外寒入侵，滞涩肝脉者，又属肝之实证。

2. 常见病症

肝与胆的病理变化（胆附于中）反映于临床，常见病症为：中风、眩晕、癫痫、昏厥、积聚、耳鸣、疝气、吐血、惊恐、不寐、麻木、震颤等。

3. 证候分类

肝郁：肝郁又称肝气不舒。其病机为郁热伤肝，气失调达，肝气横逆，疏泄无权，气机阻滞不畅，为瘤为聚；血行瘀阻，经脉闭塞，为痞为积。临床表现：胁痛、呕逆、刺痛、便泄、便溏不爽、积聚等，苔薄黄，脉弦。积聚部位在胁下，或左或右，或聚散无常，胀痛或刺痛，情绪郁闷或易怒，妇女痛经，或经水不调等。肝郁早期，主要郁于本经，症以情绪抑郁、胁胀痛为主。当病情进展，肝气进一步横逆时即影响他脏，特别是侵犯脾胃。这时可表现为胃脘痛、嗳气、呕吐、反酸、食欲减退等脾胃机能障碍症状。这种肝木反及脾土的疾患，临床常见的有肝炎、神经官能症、胆囊疾患，以及某些类型的慢性胃炎、胃及十二指肠溃疡、胃肠神经官能症、消化不良、慢性肠炎、痛经，月经紊乱、更年期综合征、乳房慢性肿块等。

肝火：肝火的产生，机理有三：一是在大怒等情志后直接激发；二是在肝气郁滞情况下，郁久化火；再则为营血衰少或肾水不足，水不涵木引起的阴虚火旺。前二者为肝经实火（包括郁火），后一种为虚火。实火表现：情绪极易激动、胁痛、眩晕、头痛、咽干、目赤面红、便秘、小便热涩黄赤刺痛、耳鸣耳聋、吐血，甚则发狂，舌边尖红、苔黄或干、舌质红乏津，脉弦数。其胁痛为灼痛不饮，呕吐黄水或苦水，眩晕头痛，自觉筋脉跳动，额热，痛如刀割刀劈，或为胀痛。耳鸣耳聋均为暴作，按不缓除。目赤为眼结膜发红，暴病头肿，吐血亦骤作，血量多。郁火则有往来寒热、呕吐反酸、乳房结节、颈项瘰疬等特征。临床见肝火证候的疾患有高血压、肝胆系统病症、上消化道出血、结膜炎、角膜炎、咽炎、喉炎、淋巴、乳腺结核或脓肿。但肺结核之慢性纤维性空洞型，症见咳嗽咯血、消瘦失眠、面红咽干，则是阴虚火旺的虚证。

肝风：肝风的机理有二：一是由肝火旺盛发展而来。肝火又可由肝气郁滞，郁久化火而成，故肝气、肝火皆能演变成肝风；另一方面，在多数情况下，是由阴亏血虚形成。阴虚则阳盛，风经阳化，血虚则生热，热盛生风，故有"诸风掉眩，皆属于肝"之说。不过这里的风属内风范畴，不包括外感引起的外风。肝阳

（火）化风的病机：肝气化火，阳气暴涨，火连气窜，横逆经络，血随气逆，上冲巅顶，"阳气者，大怒则形气绝"，"血菀于上，使人薄厥"。临床表现为头痛、头晕目眩、口眼歪斜、肢体麻木或震颤、舌强、舌体偏斜抖动、言语不清等，甚则猝然昏倒、手足拘挛或抽搐、苔薄质红、脉弦。多见于高血压、脑血管意外及某些类型的神经衰弱、美尼尔综合征、子痫等。关于热极生风，则见于温热病及急性热病的高热惊厥，如脑炎、脑膜炎，以及败血症、破伤风、肝昏迷等皆与肝风内动（水不涵木）有关。临床上属实证范畴。

肝的病变在早期与肾水不足有很大关系。肝赖肾阴（水）滋养，肝阴不足往往子盗母气，必赖肾阴上济，久则肾阴亦匮乏。血为阴液，肾阴偏虚不足以化血，血不养肝，使肝肾两脏受病。肝肾母子，子病则犯母，母不足亦损及子，即所谓"乙癸同源"。肝肾阳亏多在病的后期出现，它有两类表现：一是以肝肾阴亏证候为主的；一是阴虚阳亢为主的，阳即肝阳。但这类阳亢与肝火不同，此为虚证，前为实证。也有头痛、眩晕、耳鸣、耳聋，但头痛不剧而是绵绵不止，眩晕而不欲睁目（无呕吐），耳鸣多渐渐发生，不似肝火突然耳鸣，且鸣声低。最重要的体征：虚证为舌红少津，苔少或无苔，脉弦细数。除上症外，可有全身乏力、易于疲劳、心烦、手足心热、盗汗、潮热、咽干、喉痛，妇女月经偏少、紊乱、色红或暗，或有手足震颤麻木（血不养肝，不能营养经脉），均为阴血亏耗过多所致。继续发展可"阴损及阳"，出现脉细弱、尿频、肢冷等。高血压及肝肾疾病多有此类证型。高血压属肝阴不足的以六味地黄汤加龟甲，中心视网膜炎以杞菊地黄汤加鳖甲，慢性迁延型肝炎肝阴不足的则可以一贯煎养肝阴。

心肝火旺：急躁易怒、惊悸少寐、精神失常、狂躁不安、语无伦次，苔黄舌尖红，脉弦数，见于精神神经系统疾病。

肝胆郁热：胆附于肝，湿热内蕴，疏泄失常，故发生黄疸、胁痛等症。胆为中清之腑、中正之官，决断出焉。

症状：胁痛较重、胸脘满闷、呕吐酸苦水、口干苦、肩背疼痛、皮肤角膜发黄、尿黄赤（阻塞性黄疸），急性期可有舌苔腻。

4. 肝病的治法与方药

《内经》提出了总的治则："肝苦急，急食甘以缓之；肝欲散，急食辛以散之。用辛补之，酸缓之。"此后，历代诸家著作中对此有所发展和充实，其论治及治法，分别列在中风、眩晕、郁证、肝火等病症中叙述。特别是陆老根据古代文献记述及他自己的临床心得，把肝病系统分为肝气、肝火、肝风几个方面，由此而提出一整套治疗肝病的方法，这些方法现在仍为临床广泛使用。

肝病的治疗应从两方面着手。一是直接从肝本脏着手；一是根据脏腑的制约关系经过对他脏的治疗，来到达治肝的目的，即间接治疗，这个疗法就是古代的"隔一""隔二"治法。这里重点谈谈肝病的直接治疗。

（1）疏肝和泻肝

二者含义相同，肝主疏泄，当肝气郁滞出现各种肝郁症状时，经过疏和泄的治疗，使肝恢复条达，以达到解郁的目的，此即《内经》所谓"木郁达之"之法。

疏理肝气药物的应用：早期，早期肝气郁于本经尚未到达化火、生风、蕴酿成疾的情况下可使用柴胡、郁金、香附、青皮、延胡索、川楝子、苏梗、木瓜等，病程稍久可用刺蒺藜、香橼、佛手、玫瑰花、绿萼梅等。"新病在经，久病在络"，疏通肝气药无用不效。可通过另一疏通肝络治疗，药物：旋覆花、红花、桃仁、九香虫、丝瓜络、地鳖虫、赤芍、川芎三七等。当脾气虚弱，肝郁过旺，横逆脾胃，使脾失正常生发之机，胃失通降之势，湿浊瘀滞中焦，出现木克土证候时，应当扶中疏肝双管齐下，方能收效。疏肝药物的特点，除少数略带甘或酸味外，一般多辛、苦（如香附、延胡索、青皮、柴胡、佛手）。盖辛能散能走，苦能降能泄，故疏肝药一般辛散而苦，以药物作用来分，大都属理气类，按"肝欲散，急食辛以散之"治则，故疏肝药都具有辛的特点。疏肝药物虽属温凉之剂，但一般很少有大寒大热者，而只是偏温偏凉之异。偏凉如柴胡、川楝子、赤芍等；偏热如刺蒺藜、延胡索、青皮、九香虫等。由于疏肝药一般均较辛散，故应用时要注意病人体质。如阴亏较重，则须少用或不用，如用之可适当配合滋养肝阴药，以免耗气伤阴，使病情加剧。疏肝方剂：①小柴胡汤：和解半表半里。柴胡、黄芩是主药，柴胡解表、黄芩清里热，合用解表清里；半夏、生姜助主药以健胃止呕；党参扶正祛邪；甘草、大枣调和营卫。如热多寒少，舌苔微黄则去生姜加黄连、竹茹。本方为和解表里的首方，用于呼吸道感染胆道感染及经期感冒而出现的半表半里证。②逍遥散：疏肝养肝、健脾和胃。柴胡疏肝解郁为主药，加少许薄荷、生姜，利其发散性能，以增强柴胡疏肝解郁作用。肝郁不舒，横逆脾胃，故以当归、白芍养血柔肝、不致肝气横逆，用茯苓、白术、甘草以健脾和胃。本方是肝郁脾虚的主方（主症：胁痛胀、头晕、疲倦、食欲不振、月经不调、乳房胀痛、脉弦而虚）。若口苦、咽干、脉弦数，为肝郁化火（热），加丹皮、栀子。本方常用于肝有热象、转氨酶升高，以及月经不调等。③四逆散：疏肝理气、止痛、散郁热。用于肝郁胁痛、肝胃不和胃痛、泄泻，以及热郁于里，四肢发凉等郁热证。柴胡疏肝为主药，白芍柔肝平肝缓急止痛；枳实理气，助消除胁肋胀满疼痛。胃痛、口干苦、舌质较红、苔黄，加金铃子、延胡索。④痛泻要方：平肝、调和脾胃。白术健脾；白芍和肝止痛；陈皮、防风燥湿健脾。用于肝失调达，脾胃运化失常，腹痛、泄泻、肠鸣等，久则加升麻或罂粟壳。

（2）柔肝、养肝和滋肝

肝气郁滞日久，病情日虚，营血亏耗情况下，肝必失去营养，肝因缺乏阴液滋润则愈变刚烈，对此应用柔肝之药。若任意使用大量疏肝药，不但不效反而助邪为患，这就是所谓柴胡升肝阳之说。柔肝即滋养营血、补养肝体，即"养其肝体，其用自柔"的治法。当肝风内动，并有血虚阴亏证时，单用息风法效果往往不理想，应以滋肝阴而潜阳。若肝风走窜经络，四肢抽搐或发麻，应养血息风、舒经活络，即"治风先治血，血行风自灭"。肝藏血，养血就是养肝。柔肝、养肝、滋肝都是通过养血调荣的方法达到治肝的目的。过刚则柔、液枯则滋、血虚则养，名称虽异，含义大致相同。

柔肝药：①当归：甘辛温，补血活血。含挥发油、水溶性生物碱、蔗糖等。炒当归活血行瘀力大，并对痢疾杆菌、伤寒杆菌、霍乱弧菌、大肠杆菌、溶血性链球菌、白喉杆菌等有抗菌作用。②白芍：苦酸微寒、养血补阴、柔肝止痛。含挥发油、苯甲酸、芍药总苷、芍药醇、芍药碱、树脂、脂肪油、淀粉、鞣质等。③赤芍：凉血活血、消痈散肿。含赤芍甲素、赤芍乙素、苯甲酸、棕榈酸、蔗糖等。④玄参：苦咸寒，清热滋阴降火。⑤女贞子：甘苦平，养阴补肝肾。

养肝滋肝药：生地、熟地、首乌、阿胶、鸡血藤、龙眼肉、龟甲、枸杞、鳖甲、牡蛎、萸肉、桑椹等。本类药物的特点都是滋阴补血，其作用为滋养阴液、充实水源。若有血虚、阴虚阳旺，不论肝气、肝火、肝风等都可酌量配合应用。这类药除三甲——龟甲、鳖甲、牡蛎外，都属甘平、甘温、甘寒之品，大多入肝肾经，故作用也在于补肝肾之阴。这些药物一般性较滋腻，如在肝气郁滞阶段未出现舌质红或绛、苔少、脉弦细等阴亏之证时，当谨慎使用，否则对肝气的疏泄不利。此外，脾虚胃纳不振者亦慎用，选用时可加健脾行气助消化药。常用方剂：一贯煎（北沙参、麦冬、生地滋阴增液，当归、枸杞补血养肝，川楝子疏肝泻火，反佐）、左归饮（熟地、枣皮、枸杞滋养肝肾，山药、茯苓、炙草健脾和中）、大补阴丸（龟甲、熟地滋阴潜阳补肾，知母、黄柏降火泄热）等。

（3）平肝和镇肝

当肝阳过亢，肝风内动时可以采用平肝或镇肝法以息风潜阳。肝风机理如前述，有由肝火演变而来的，属实；若是因阴虚血亏形成的，则此阴虚是因，肝风是果，水亏是本，木旺是标，治疗除平肝外，还要育阴潜阳，或养血息风。

平肝镇肝药：天麻、钩藤、羚羊角、桑叶、菊花、刺蒺藜、珍珠母、龙齿、玳瑁、蜈蚣、僵蚕、铁落、牡蛎、地龙。这类药物包括动物、植物、矿物，但都入肝经，都有息风潜阳、镇逆平肝的作用。药性偏于寒凉，仅有部分平性。这与肝风的病机有关，前述肝风是由肝火演化而来，或由阴虚液枯产生，辨证多属实热和虚热，以"热者寒之"的治则，故药不能温。平肝镇肝类药物一般都属清肝、凉肝或养血滋阴药物。临床证明，凡属肝风上冲巅顶的，阳亢居多，治法以平肝为主；走窜四肢的，血虚较多，须养血通络。甘酸微寒，入手足厥阴血分，能去血中伏火，如崩中、血瘀、血闭、破血之证。

临床常用方剂：①平肝潜阳者：建瓴汤（代赭石为主药，龙骨、牡蛎、牛膝加强主药作用；生地、白芍、柏子仁、山药育阴宁神、柔肝缓急）、羚羊息风汤（羚羊角、酸枣仁平肝息风潜阳为主药，钩藤、白芍等息风和血，地龙、天竺黄除痰通络利窍为辅，茯苓利水安神，牛膝破血行瘀；杜仲滋补肝肾）、天麻钩藤饮（天麻、钩藤、寄生、杜仲、牛膝、益母草、夜交藤平肝息风，黄芩、栀子清热降火，石决明镇潜）。②镇惊息风者：羚羊钩藤汤（羚羊角三分冲服、竹茹、升麻、桑叶清热镇痉，钩藤、白术、生地平肝息风，茯神、川贝宁心除痰）、镇肝息风汤（代赭石、龙骨、牡蛎、龟甲、牛膝、白芍镇肝潜阳，玄参、天冬壮水养肝，川楝、麦芽、青皮清肝热、解肝郁）、玉真散（白附子、胆南星祛风镇痉，天麻平肝息风，白芷、防风、羌活散风）、撮风散（蜈蚣、全蝎、僵蚕、钩藤祛风镇痉，牛膝、麝香镇惊通窍，用于破伤风及小儿高热惊厥，竹叶汤调服一分）、大定风珠（龟甲、牡蛎、鳖甲潜阳息风，生地、麦冬、白芍、五味子、麻仁、阿胶、鸡子黄、炙甘草滋养阴液）等。

（4）清肝、泄肝和凉肝

对于肝经实火为患，所用药物大致相同，即遵"热者寒之，实则泻之，温则清之"以解除肝经湿热。清肝法多用于肝经实火的早期，清之不效，再用泄肝法。凉肝这一用语，习惯上不通用于清火和息风。

清肝药：丹皮、栀子、黄芩、竹叶、菊花、桑叶、连翘、夏枯草等。镇肝药：羚羊角、龙胆草、芦荟、黄连、黄柏、大黄、赤芍等。本类药性皆寒凉，尤以苦寒泻火之味居多，为三黄、栀子、夏枯草、龙胆草，且其中大多入肝胆二经，于上述药物中同时加用车前、木通、茯苓之类以利小便兼泄心火，或用泻下以通大便兼清阳经之热，开导热之出路，"泄"的意义即在于此。同时，为使二便通利而伤津劫液，故用此类药后再加生地、当归之类以生血补阴。

代表方剂：①龙胆泻肝汤（龙胆草、黄芩、栀子、木通、车前、泽泻、柴胡、当归、生地、甘草），清泻肝胆实火和湿热。本方以龙胆草泻肝胆实火、去湿热，为主药；黄芩、栀子清热燥湿为辅；木通、车前、泽泻利水渗湿；生地、当归、柴胡舒肝养血为佐；甘草调和诸药。适用于胆囊炎、中耳炎、结膜炎、睾丸炎、外耳道肿、急性青光眼，以及消化道出血由肝火盛引起者、高血压属肝火盛者。②当归芦荟丸（当归、胆叶、黄连、黄柏、黄芩、栀子、大黄、芦荟、木香、麝香、青黛，蜜制），适用于肝胆实火引起神志不宁、惊悸抽搐、头晕目眩、两胁痛引少腹、大便秘结、小便黄涩等。

（六）湿热辨证

湿热证的发病原因有外感湿热、内生湿热之分。外感湿热为六淫病邪之一，内生湿热为机体之病理产物。在内湿的基础上，易感受外湿的侵袭，形成内外合邪。

湿为阴邪，重浊有质，作为病邪其性黏腻而滞，常粘连胶着，不易除去。湿为土之气。生理之湿为津液，其气弥漫全身；病理之湿，一为六淫病邪，一为机体内生。脾为湿土之脏，胃为水谷之海，外界湿邪极易与脾胃之气相合，故外邪之中伤人体，随脏腑之强弱而有寒化、热化的区分。如中气实者，则热化而归阳明；中气虚者，则寒化而归太阴。若湿重于热者，其病多在脾、肺；热重于湿者，其病多发于胃肠。湿热虽然是长夏酷暑季节之多发病，其发病途径是从口鼻侵入人体，也可因体表感受而致病，故四季皆可出现湿热。

内湿系平时不节饮食，嗜食生冷肥甘，及起居失度、饥饱不均，久而久之，脾胃功能受损，致运化失常，脾不能为胃行其津液，津液病变而成湿邪，湿聚生热（热化）而变生湿热证候。如外感与内热合邪，湿与热合，郁恶蕴结而不得宣泄，湿热交混，可有多种证候出现，故湿热证多属急性热病危候。内科杂病中有兼夹湿热者，要鉴别有否外湿因素，即在内湿基础上招致外湿侵入而成内外合邪之湿热证。

根据湿热的特性，有以下几种证候：

1. 湿重于热

主症：始恶寒，后但热不寒，头痛，胸痞，口淡而腻，渴而不饮，或发热午后加剧，身重嗜睡，神情淡漠，面色晦滞，大便溏而不爽，小便短涩黄热，时作呕恶，舌苔白腻，或白滑而厚，脉濡缓，或模糊不清。

治法：芳香化湿，泄热和中。

方药：三仁汤加味。杏仁、蔻仁、薏苡仁、厚朴、滑石、竹叶、法夏、藿香、茯苓、薄荷、佩兰、豆卷。

加减：溏泄加黄连；神烦昏蒙加菖蒲，甚者加至宝丹。

2. 热重于湿

主症：高热，汗出不畅，头眩痛，心烦，口苦而渴不欲饮，耳聋，呼气秽浊，胁肋胀闷，胀满而痛，面色黄垢而不华，小便短赤，大便溏泄或秘结，舌质边尖红绛，苔白底黄厚，或黄糙起刺，或黄焦，脉濡数或滑数。

治法：燥湿泄热。

方药：甘露消毒饮合黄连解毒汤加减。茵陈、连翘、藿梗、黄芩、黄连、石菖蒲、栀子、黄柏、滑石、百部、车前子、通草。

加减：壮热口渴加生石膏（重用）；神昏谵语加安宫牛黄丸；大便秘结不下加生大黄、元明粉（便结不畅，解下为柏油样便不可下）；高热伴神志不清者加紫雪丹。

3. 湿热凝滞三焦

主症：发热，头痛，呕吐，神昏嗜睡，汗出，口渴，舌红苔黄，脉濡数或滑数。

治法：清暑泄热，渗湿解毒。

方药：生石膏（重用）、青蒿、知母、六一散、连翘、金银花、芦根、鲜荷叶、佩兰。

加减：高热不减、谵语者加犀角、紫雪丹（兑服）；大便秘结或稀溏臭秽，舌苔黄而干，折之乏津者，加生大黄、元明粉。

4. 湿热痰阻经络

主症：四肢关节疼痛，或红肿拒按，舌质偏红，黄薄腻苔，二便不利，口黏腻不爽，脉数。

治法：除湿泄热，化痰通络。

方药：苍术白虎汤、桂枝汤合白虎汤、独活寄生汤、宣痹汤。防己、杏仁、滑石、连翘、山栀子、薏苡仁、半夏、赤小豆、蚕砂。

5. 湿热滞下（大肠湿热）

主症：胸痞，腹痛下坠窘迫，里急后重，或暴注，或脓血黏稠，气臭秽，伴肛门灼热，小便短赤，口渴，但热不寒，舌红苔黄腻，脉濡数或滑数。

治法：清热除湿。

方药：白头翁汤。白头翁、黄柏、黄连、秦皮；或用马蹄莲、泽泻、黄连、丹皮、败酱草、大黄、茵陈、贯众。

加减：脓血甚者加地榆、赤芍。

6. 湿热蕴脾

主症：胸腹痞闷，纳呆呕恶，肢体困倦，便溏，小便黄热浑浊，发热，汗出不解，面目肌肤黄染，日晡发热增剧，舌红苔黄腻，脉滑数。

治法：清热利湿。

方药：茵陈蒿汤加味。茵陈、栀子、大黄、黄柏、薏苡仁、荷叶、六一散、金钱草。发黄而小便不利、浮肿者，用连翘赤小豆饮加减：连翘、赤小豆、山栀、车前子、薏苡仁、冬瓜仁、桃仁、茵陈、板蓝根。

7. 肝胆湿热

主症：胁肋胀痛灼热，口苦呕恶，或往来寒热，头眩目胀，或阴囊湿疹，瘙痒潮湿，或耳内疼痛，或睾丸肿胀热痛，或阳强不泄，妇女带下黄臭等，舌红黄腻苔，脉弦数。

治法：清热利湿，疏泄肝胆。

方药：龙胆泻肝汤。

8.膀胱湿热

主症：尿频，尿急，尿痛灼热，少腹胀闷，或伴发热、腰痛，或尿血，尿中或有砂石，舌红苔黄腻，脉数。

治法：清热利湿。

方药：八正散、石韦散，择症选入，或用自制方。海金沙、土茯苓、地龙、金钱草、丹皮、车前子、萹蓄、知母、焦黄柏、六一散。

（七）中医学整体观念的源流及展望

中医学整体观念是由气一元论、阴阳五行学说为主构建而成的相对完整的学术体系。中医整体观念在中医理论构建、传承与发展中发挥了重要的促进作用。中医学区别于西医学乃至近代其他自然科学的最大特点，在于其从奠基到发展完善的过程，始终贯穿了典型的东方传统的整体认识论思想。当中医学的整体观重新引起学术界的高度关注后，他们发现，在中医学的理论体系中处处闪烁着整体联系的思想。

1.构成中医学整体论的三大学说

中医学整体论是构建中医理论的重要指导思想，贯穿于中医理论的各个方面，是中医学理论的本体思想和方法论原则。中医学整体论是由中国古代哲学的三大学说体系构成的，即气一元论思想、阴阳学说和五行学说为其主要理论基础。

（1）关于事物本原的基础——气一元论

气是中国古代哲学乃至整个民族传统文化的最基本、最独特的范畴，是中医理论与中国古代哲学的本质结合。气的本义是"云气"。《说文》谓："气，云气也。"气之所以被引申为哲学概念，成为古代哲学气一元论的主要范畴，原因可能有以下两个方面：一是从探讨宇宙本原的角度提出的。在先人眼里，万物都是有形的，唯有无形者才可能成为万物的本原。二是古人认识到，自然界的一切事物都处在永恒的变化中。作为构成万物的本质，必然处于不断的运动过程中。气是无形的，但其运动则是可被人感知的，故气的概念被逐渐引申为自然的本质和构成万物的基本物质。气一元论思想从气本元论或本体论的角度阐明了整个物质世界的统一性，即由气产生的宇宙万物是由共同的基质构成。因此，部分中就必须蕴含着整体的功能与信息，整体与部分之间有着相类、相通的特征。从气范畴本身而言，它是在直观基础推衍出来的一个非确指的概念，具有非结构性与整体关联性的特征。

（2）关于事物运动根源的整体基础——阴阳学说

阴阳学说的出现，对于解释自然界的统一有极为重要的理论意义。首先，阴阳是天地万物的总原则，是最大的道理和原理。因此，自然界的普遍联系，可以通过阴阳关系得到说明。其次，阴阳的对立关系，是自然界一切事物运动、变化和发展的动力所在，如此在理论上就解决了万物在自然界中的统一问题。

阴阳学说在中医整体认识论的构成中具有重要意义。首先，它使气的运动特征得到了圆满的理论说明。其次，阴阳范畴的引入，也使得气学说对事物多样性的解释能力大大增强了。气分化为阴气和阳气，然后生成天地。天在上，无形主动；地在下，有形主静。天阳地阴相交，而后万物产生。

（3）关于事物多样性和统一性的整体论基础——五行学说

五行学说最早是建立在人类生活所必需的五种物质基础上的。古人认为，世界万物都具有五行的内在结构，并把事物以五行进行划分，形成了包括自然界的气候、天象、物候，以及社会活动的政令、农事、祭祀等在内的整体模式。五行具有相生相克的关系，这种关系使五行系统成为一个具有自行调节能力的有机系统。五行理论在天人关系模式的构建中具有重要的媒介作用。万物具有共同的内在结构和运动方式，从而本质上是彼此相通的。而且，五行即可表征事物的空间结构，又可表征事物的时间结构。五行赋予时间和空间双重含义，从而能够被广泛用来说明事物的内在结构、事物之间的普遍联系和事物再发展过程中的序列关系。在《内经》中，天地分别与气和形相联系。天之气主要与阴阳相联系，地之气主要与五行相联系。其原因在于：天之气偏于无形，地之气偏于有形。从物质及其属性而言，阴阳偏于物质的属性，主要是表达事物内在或两个事物之间相互对立而又相互联系的两个方面，而五行则偏于指具体的物质及其相互关系。由于中医学强调万物的存在形式不外乎形气两个方面，或者说气的存在形式不外乎形气两方面，这样就把气、阴阳和五行有机地联系起来，形成以气为最高范畴、以阴阳和五行为其内在延伸的整体认识，完成了其对于具体事物（形和气）与宇宙本原在发生学上相统一的逻辑构建。

2. 中医学整体论的内容

人是一个有机整体。人是由若干脏腑组织、器官组成的。各个脏器、各个器官和组织都有其各自不同的生理功能，而人体是一个有机整体，是由这些不同生理功能之间的协调平衡所组成的。

人体结构的整体性。人体是以五脏为中心，通过经络系统内属于脏腑，外络于肢节的联系作用使人体的内脏、形体、五官九窍、四肢百骸等全身各个组织器官组成一个有机的整体。他们之间是相互沟通的，任何局部都是整体的一个组成部分，与整体在结构上密切相关。

人体基本物质的同一性。精、气、血、津、液是构成人体的最基本的物质。是脏腑、经络等生理活动的物质基础，但它们又是脏腑、经络等功能活动的产物。因此，组成机体各个脏器并维持其机能活动的物质是同一的，这些物质分布并运动于全身，以完成统一的机体活动。

人体机能活动的联系性。由于人体形态结构的整体性和基本物质的同一性，决定了各种不同机能活动之间密切的联系性。人体的功能活动是以五脏为中心的五大生理系统。各系统的功能，又是全身整体功能的一部分，而各系统功能之间又是紧密联系的，彼此之间相互协调、相互制约，共同完成人体的生理活动。

人与外界环境的统一性。人体生活在自然界之内，是整个物质世界的一部分。人不仅与外界环境有物质交换，而且外界环境提供了人类赖以生存的必要条件，即中医学所谓"人与天地相应"。同时，人又是社会整体中的一部分，所以，社会的变化必然对人体产生影响。

人与自然界的统一性。中医历来十分重视人和自然环境的联系。自然因素包括季节气候、昼夜、地理环境等方面。季节气候变化对人体的影响非常明显。自然界气候变化有其自身客观的规律，表现为春温、秋凉、冬寒等方面，而自然界的万物则与之相应而呈现春生、夏长、秋收、冬藏的规律，人与之相应，在生命活动及生理上也产生相应的反应。季节气候变化也影响人体气血运行的流畅或滞缓，如表现在脉象上则有春弦、夏洪、秋浮、冬沉之不同，充分体现了人体生理活动与季节相应的变化。

3. 中医学整体观对中医发展的影响

中医学整体观所强调的事物之间的普遍联系、对立统一思想，表现在思维方式上则是主要采取了整体思维、辩证思维、意象思维和直觉思维。中医学认识事物的基本出发点是事物在整体中的位置和作用。由于这些作用是通过与其他事物之间的相互作用表现出来的，而不是事物在孤立状态下的作用，因此，只有通过对事物在整体中作用的分析才能加以把握。中医的思维具有整体性、辩证性、直观性和模糊性的特点。这些特点又决定了中医学认识事物时，主要采用的是比类取象和以表知里的方法。而这些思维形式和认识方法，又对中医学的发展产生了不可忽视的影响。中医学整体理论强调了机体各种结构和过程之间的密切联系，形成了对事物或人体的客观、整体的认识。这种从各个角度综合地对人体进行研究，把研究对象如实地作为综合体对待，整体与要素的集成关系中把握系统的整体功能和系统的整体运动状态的系统综合思维方法，无疑在由分而合、在不断产生新的边缘科学的基础上越来越走向综合的新的科学发展领域，具有长远的影响。

（八）中医学独特的思想体系是辩证的整体观

中医学必须继续发展，对人类的健康事业作出新的贡献，是严肃的历史任务和时代要求，值得探索的是怎样发展中医学。

鉴于现代医学伴随着科学技术的发展，利用不断更新的手段，诸如运用分子生物学、生物化学、分子免疫学、控制信息论等学科和技术，在医学领域中不断取得新的成就。但是，在运用这些科技知识和手段来试图论证中医学的基本理论时，却得不到预期的效果。在这种情况下，使人困惑的不是对现代科技知识的怀疑，而是对研究课题、研究方法和手段的质疑。

事实给人们提出一个严峻的问题：怎样来研究和发展中医学？科学知识是建立在经验和证据基础上的，现代医学如此，中医学同样如此。有人说，中医学只能称为"经验医学"。可是世界上有无经验的科学吗？无经验的科学是不存在的。研究中医学、发展中医学，如果忽视它的特征，即使利用现代先进的科学知识，要克服现在所遇到的困难，看来是不大可能的。因为要解决立足点，即以谁为主体的问题，以及认识和方法的问题。

中医学既然以其独特的医学理论及其治疗成就独步于世界医林，他的存在就说明了，中医学和现代医学同为研究人体疾病的科学。作为两种截然不同的医学体系，在认识疾病、观察疾病的现象方面，两者的观点却根本不同。中医学是以掌握事物的属性，并在事物进展过程中认识分析其动态变化的对立统一的整体观，即以阴阳学说作为认识论、方法论。中西医学的任何一方都是从自身的立场、观点出发去观察、解释具体事物现象、分析其本质，各自有其局限性。因此，认为中医学的科学阐明只能由现代医学验证，中医学的发展只能由现代医学去补充，认为现代医学更加优越的看法，甚至认为离开现代医学，中医学就不能发展的看法是很不恰当的。

如果忽略中医学的特点，即使运用现代科学手段的人工模型进行研究，得出的结果也只是某种设计意图内的物理、化学现象的数据。譬如，医学界在进行基础理论研究时，通过实验论证了"肾阳虚"是肾上腺皮质功能减退的表现，这是从中医学的证候着眼研究而得出的结论。然而，中医学的藏象学说是立足于整体观的，在观察某一脏腑时，是将其看作一个具体的功能系统的存在形式，并以此为中心观察它与整体之间的关联性，并且这种整体的关联性是有规律的。因此，中医学"肾"的内涵是复杂的，它联系着机体内多种系统的功能。"肾"既是肾脏实体，又是一个功能系统，一方面表现为局部存在形式，同时又表现为全身性存在形式。肾为"作强之官，主蛰，藏精"，从生命的角度看又是"先天之本"，主宰着人体的发育、成长、衰老、死亡，还包括由肾延伸的"命门"学说。肾上腺皮质功能减退可以表现为肾虚，但不能认为肾虚就是肾上腺皮质功能减退。这项研究成果只论证了肾虚的病理变化的部分表现，而远非它的全部。这就是实验室内人工模型设计得出的结论，但仍不能说明肾系统生理病理的全过程。因此，中西医学虽同为研究人体疾病的学科，作为两种截然不同的医学体系，它们之间又是完全不同的。我们不能不研究分歧的根本点所在。

中医学的理论核心，是在战国末期已形成的朴素的唯物主义世界观及阴阳平衡学说。中医学在此之前已积累了大量的实践经验和知识，但要阐释在实践中体察到的生理、心理、疾病的表现，以及人和自然环境的关系、患病的原因，并将实际知识上升为理论来解释这些现象之间的联系，就必须借助一种思想、符合严密逻辑的观念来解决认识论和方法论的问题。这时，中医学历史地完全接受了阴阳五行学说，将阴阳五行学说应用到医学领域来阐释人和自然环境的关系，解释人体生理、病理、病因并引申到药物学、治疗学等领域。接受这一学说本身，就是在抵制当时的唯心主义迷信思想。说它在当时是进步的科学，应是恰如其分的。

《内经》接受了朴素唯物论的自然观，认为世界是物质构成的整体，阴阳相互对立作用的结果产生万事万物。历代的朴素唯物论者，如王充、王安石、张载等有一个统一的观点，就是坚持"气一元论"，他们把物质性的气看作宇宙的本体。王充继承管子、荀子的学说，认为"天地，含气之自然也，天地合气，万物自生"，天地都是由物质性的气构成的实体，确认气是万物的本原，气的交感变化产生万物和人类。气本身则是永恒的、不灭的，这是物质不灭的思想。同时，认为气的运动变化（阴阳的对立统一运动）是有规律的，"由气化有道之名；天地之气，虽聚散，攻取百涂，然其为理也，顺而不妄"。所谓"道"和"理"都是精气和物的运动变化的规律性，是不以人们意志为转移的客观规律，这就是"理不在人，皆在物"。正如《内经》所说："故清阳为天，浊阴为地，地气上为云，天气下为雨；清阳出上窍，浊阴出下窍；清阳发腠理，浊阴走五脏；清阳发四肢，浊阴归六腑……"

阴阳的平衡是动态的平衡。韩非子说："凡物不并盛，阴阳是也。"阴主静、主降，阳主动、主升，不是矛盾的这一方克服那一方，就是那一方克服这一方，"并盛"的局面是不存在的。阴阳的矛盾运动在不平衡中达到相对的平衡就是"阴平阳秘"，"阴在内，阳之守也；阳在外，阴之使也"。反之，阳亢则消耗真阴，阴盛则阳失所用，无阳则阴无以化，无阴则阳无以生。这种相互依存的关系，构成物质之间的运动变化。阴阳学说对物质结构的人体来讲，经阐释生命的形成（阳化气，阴成形）到物质和功能的分析都能概括。以气血论，气为阳、血为阴；以脏腑论，脏为阴、腑为阳；以功能论，动为阳、静为阴，热为阳、寒为阴，虚为阴、实为阳；以位置论，上为阳、下为阴；以内外论，表为阳、里为阴；以空间论，日为阳、月为阴；以时间论，昼为阳、夜为阴。无物不分阴阳，故说"阴阳者，数之可十，推之可百，数之可千，推之可万,万之大不可胜数，然其要一也，阴阳而已矣"。阴阳以其所特有的本质及各自的特性运动着，各自表现出物质的特有形态和功能。

古代的唯物主义认为，天地万物是由金、木、水、火、土五种物质构成的。五行，最初称为"五材"。五行学说的形成，其开始是以自然物理为根据的，如水能灭火、金能伐木、火能铸金、木能生火等，但观察的根据不多，却给予推理想象。但是相生相应说却反映了事物之间或事物内部不同因素之间相互制约的关系，中医学应用五行学说的实际意义，就体现在这一方面。

中医学接受阴阳学说并形成了自己独特的思想体系。自然界一切事物（包括人）都是由气变化而成的。中医学没有把生理、病理现象从自然现象中割裂开来，人生活在自然界中，人体内气的变化发展是同自然界的变化发展分不开的。《内经》的"五运六气"学说，充分表明了从自然界探索健康和疾病的观点，这种"天人相应"的思想构成了中医的整体观。

阴阳既可解释自然，如"积阳为天，积阴为地"，在医学上同样可用来解释生命的形成和发展。《管子·内业》说："凡人之生也，天出其精，地出其形，合此为人。"《管子·水地》中描述："人，水也（中医认为水为万物之母），男女精气合而水流行。三月如咀，咀者何？曰五味。五味者何？曰五脏：酸主脾，咸主肺，辛主肾，苦主肝，甘主心。五脏已具，而后生肉：脾生膈，肺生骨，肾生脑，肝生革，心生肉。五肉已具，而后发为九窍：脾发为鼻，肝发为目，肾发为耳，肺发为窍。五月而成，十月而生。"这是以朴素的唯物论观点来探索生命的过程和发展。但是，新陈代谢是宇宙中普遍的不可抗拒的规律，人体的生命"是蛋白体的存在方式，这种存在方式本质上就在于这些蛋白体的化学组成部分的不断自我更新"。中医学认为，"阴平阳秘"是生理常态健康的标志，否则非病即死。平衡是相对的，如一旦平衡失调，"阴胜则阳病，阳胜则阴病；阳胜则热，阴胜则寒"，这就是病象；阴阳失调达到不可逆的阶段，就是"阴阳离决"的死证。由此可知，相对的平衡是机体健康的必要条件，阴阳失调则是导致疾病的根本原因。中医治病就是调和阴阳使之恢复相对的平衡。治疗学上"寒者热之，热者寒之""阳病治阴，阴病治阳"，强调"治病必求其本（阴阳）"，这是中医辨证论治特点和准则。

既然疾病是人体阴阳消长偏胜的结果，则疾病体现的症状自然有阴阳属性。

由于阳的特点是主明、温、动、升、上、火、气等。因此，阳证就是急性、进行性、机能亢进性的；阴的特点是主暗、寒、静、降、下、水、形等，故阴证就是慢性、退行性、机能衰减性的。作为一般规律，阳证表现为发热、口渴、喜饮、烦躁、谵妄、斑疹、出血、大汗、便秘；阴证表现为畏寒、四肢不温或厥逆、精神萎靡、乏力、腰膝酸软、下利清谷、小便失禁。此外，还会有阴证似阳、阳证似阴，以及寒热夹杂的错综复杂的症情。但经全面观察、深入分析辨别阴阳的偏胜情况，透过观察探求本质，找出矛盾的主要方面，仍不难作出正确的诊断。八纲是以阴阳为总纲，表里、寒热、虚实分阴阳，用这个相对原则为依据，以此辨别疾病的性质，从而制定出治疗方案，达到以平为期的目的。

中医学以阴阳作为理论核心，它的推理是符合逻辑的。它对人体重要功能变化（病理改变）作出逻辑推理，与现代医学把重点放在实地观察的解剖学方面是不同的。前者十分重视功能的综合表现，后者看重形态的变异；前者从其哲学观念出发，认为每个个体是根据自身的特点而表现其阴阳性属的，这种独特性意味着个体的精神和体质之间的关系，而疾病则可根据个体的差异性表现出各自的症状——机体功能的综合表现，中医的"异病同治，同病异治"是现代医学颇为困惑和不易深刻理解的，其原因就在此。

讨论了中医学的价值，但并不意味着全盘肯定，毕竟这种传统的医学是在旧社会的历史条件下产生的。尽管中医学对宇宙的生命现象的认识和阐述是坚持物质是第一性、思维是第二性的，但它不能回答思维对存在的关系问题：即物质决定意识，物质是意识的根源，客观存在是主观认识的基础，主观认识是客观存在的反映这个哲学上的根本问题，因而阴阳学说有它的局限性和缺陷性。在当代，我们应历史地看待古代哲学家，也不能因为其中夹杂着神秘主义因素而否定它的科学性的一面。中医学同其他学科一样要随着时代前进，在研究整理中医学理论时，必然要摒弃唯心的、形而上学的来自直观的类比推演。正如毛泽东同志在《矛盾论》中指出："辩证法的宇宙观，不论在中国、在欧洲、在古代就产生了。但是古代辩证法带着自发的、朴素的性质。根据当时的社会历史条件，还不可能有完备的理论，因而不能完全解释宇宙，结果就被形而上学所代替。"中医学作为古代文化遗产，我们要保护、发掘、提高它，以此为民族骄傲的光荣事业。鉴于中医学是在哲学思想指导下成长并将其作为自己的理论基础，这与现代医学与哲学断然分途的根本分歧，也是它的独特之处。中医被认为笼罩着所谓的神秘色彩，大约是据此而言的。因而研究、整理中医学就不能停留在用现代科技手段上，必须抓住中医学的特点，哲学思想与医学科学结合，更好地学习和掌握马列主义哲学，来丰富和解决中医学关于认识论、方法论的问题，使之上升到科学的唯物辩证法的高度，这就是中医学发展的唯一途径。

（九）辨证论治的实质意义

什么是"证"？对于这个问题，目前看法尚不一致。有人认为，"证就是症候群，是整个外现性病象的总和"，"证是对患者机体当时出现的各个症状和体征，按八纲进行综合归纳后，给当时整个机体疾病症状所作的一个总的评定"。有人认为，"证是证据，是现象"。

对于辨证论治，有人认为"辨别各种类型的症候群和变化，从而确定是什么证，即是治疗上的主要方针"；有人认为"是注意身体病变的全身证候"；有人说中医治病有其规律性，也有灵活性，在对同一疾病的措施上，往往可以因时、因地而有所差异。在同一处理上，往往可以因疾病的发展过程有不同的证候而有不同的治疗。概括来说，一类意见认为"证"就是证候，辨证论治也就是归纳分析患者当时出现的各个症状和体征，从而作出诊断和治疗。另一类意见认为"证"就是证据，辨证论治就是综合、归纳、分析患者有关发病，包括临床表现在内的各种证据，并从而据此作出诊断和治疗。

从字义上看，证和症是有区别的。证，作证据讲。《辞源》：证，证据。《晋书·范宁传》：宁据经传奏上，皆有典证。因此，中医所说的证，也应是医者赖以作出正确诊断和治疗的各种证据。"证"，只作为疾病的临床表现解。《辞源》：症，病之征验也。"症"，汉代无症状之"症"，以证借代。如伤寒中风，"有柴胡证，但见一证便是，不必悉具"。前证指少阳病，后证为见症。因此，证，应该是证据，从中医学基本理论体系及对疾病的诊断治疗具体要求说，必须全面收集证据，才能作出判断。《素问·阴阳应象大论》："故治不法天之纪，不用地之理，则灾害至矣。"喻嘉言提出以下一些具体要求：某年某月，某地某人，年纪若干，形之肥瘦长短如何，声之清浊长短若何，人之形志苦乐？病始何日，初服何药，次再服何药，某药稍效，某药不效，时下昼夜孰重，寒热孰多，饮食喜恶多寡，二便滑涩有无，脉之三部就候，何候独异，二十四脉中，何脉独见，何脉兼见，其症或内伤，或外伤，或兼内外，或不内外，依经断为何病，其标本先后何在，汗吐下和寒温补泻何施，其药宜用七方中何方，十剂中何剂，五气中何气，五味中何味，以何汤名加减，效验定于何时？喻氏提出按五运六气来判定当年何气当令。司天在泉，是中医学的气象学，它预测当年是什么气候，哪些疾病可以发生，怎样预防，如厥阴司天则风气胜、阳明在泉则火气胜。如果岁木太过，风气流行，则脾土受邪，民病飧泄食减，体重烦闷，肠鸣腹支满，木克土而有脾虚证。发病在什么月份（春、夏、秋、冬）、哪个地方，分清高、低、燥、湿、气温异变。年龄、声音、气味，以之应证脉象。形志苦乐，耗七情劳逸。始于何时，查病程久暂、病势传变。再问服药情况以斟酌之见。昼夜寒热，辨气分、血分。饮食二便，查肠胃乖和（后天之本），三部九候独异，推十二经脉受病之所。二十四脉见何脉，查阴阳表里、标本先后，识轻重次第。八法用哪一法，求一定不易之法。七方：大、小、缓、急、奇、偶、复，规定药剂。十剂：宣、通、补、泄、轻、重、滑、涩、燥、湿，乃药之宜，不能泛。五气：寒、热、温、凉、平。五味：酸、辛、甘、苦、咸。用何汤何方，有规范不致茫然，而遵有效方法也。从上可以看出，辨证论治的内容是多方面的，是从中医的整体观出发的。诸如患者性别、年龄、籍贯、体质、发病原因、发病时间、发病地点、发病经过、治疗经过、当前临床表现、治疗计划、预后判断等，都包括在辨证论治范围中。因此，"证"必须作证据来理解，绝对不是指某一个症状或某一个症候群，而是概括了产生疾病的各方面因素和条件。辨证论治，就是收集并分析这些与疾病发生有关的各种证据，并据此作出正确的判断和处理。如此，才能体现中医诊断、治疗的整体观思想，才能谈得上理、法、方、药的一致性。

　　法随证立，方由法出，药随证换。因此，关键在于辨证！

　　处方的原则性和灵活性：处方的原则是前提。如辛温解表法，它的目的是祛风散寒，用辛散温通药，即不能无原则地加入苦寒药。譬如用桂枝汤，就不应恐桂枝辛温而再用大青叶，用药宜有重点，应明白要解决什么问题，即标本问题，矛盾的主要方面是什么，那种四平八稳的处方是不解决问题反而有害的。《汉书·艺文志》："经方者，本草识之寒温，量疾病之深浅，假药味之滋，因气感之宜，辨五苦六辛，现水谷之剂，以通闭解结，反之于平，得失其宜者，以热益热，以寒增寒，精气内伤，不见于外，是所独失也。"方中的主药应该用足分量，如清瘟败毒饮方中的石膏，生石膏大剂六到八两、中剂二到四两、小剂八钱。

（十）久病探源，助阳生发

在临床中，多种慢性疾病的共有病机是以阳气未能充分生发、温养而出现气化障碍，紊乱而产生"寒"的病理改变。"寒"即是机体功能处于抑制的、迟缓的、退行性的病理变化，又是六淫病邪因素。因此，在辨证上有表寒（外感）、里寒（内伤）之分。

里寒的病机是阳气不足以温养营血。在里寒的病变过程中，若再外感寒邪入侵，可使原有病机深化。由于阳气温运不足，直接受到病损的是营血，形成气血俱病，进而使体内阴阳气化发生障碍。《素问·调经论》说："血气者，喜温而恶寒，寒则泣而不能流，温则消而去之。""寒气积于胸中而不泄，不泄则温气去，寒独留，则血凝泣，凝则脉不通。"

虽然各脏皆禀阳气以发挥自身功能，亦随其所虚而致病，但是阳气生发之源在于肾。肾是"五脏六腑之本，十二经脉之根，呼吸之门，三焦之源"，强调"五脏之阴气非此不能滋，五脏之阳气非此不能发"，称为"先天之本"。肾虽为阳气生发之源，但主持阳气的脏器又是心。心为君火，肾（命门）为相火，心肾经脉相通，心阳必得肾阳之助，终能统率气血而主神明，所谓"心主赖之则君火以明"。脾为气血生发之地，但须有肾阳温煦始可完成散布精微的作用。在血液循环过程中，肝参与并起着调节血循的作用。肝的疏泄功能既需脾阳气的支持，又受肾的节制；肝气调达，血液才能濡养筋脉，经气才能流畅。肺得脾气散精佐心以调气，又是气化之矢。由此可知，五脏协调皆赖阳气温运以完成物质与能量的转化。

（十一）温阳活血，久病多宜

温阳活血法脱胎于中医治疗八法之中的消、温二法，是以温阳与活血化瘀药物配伍，用于治疗除热邪之外的诸多因素所致的各种血瘀证的方法。温阳活血法正是针对阳气温运不足这一共有病机及血脉"喜温而恶寒，寒则凝而不能流，温则消而去之"之特性而制定的。因此，本法不仅对阳气生发、温养不足的诸多慢性疾病有效，亦对其他诸多病机所致之血瘀证有效。

中医认为，阳气生发是人体生命活动的动力，如果阳气受损或虚弱必定会影响人体的活力，而人体活力的物质基础是气血，气血运行正常与否是机体生命活力盛衰的一个风向标。《素问·调经论》："寒独留，留则血凝泣，凝泣则脉不通。"论述了因寒致瘀，因瘀而使血脉不通的病机。可见，寒与瘀有其因果关系。在瘀血的治疗方面，因寒所致，理当用温法，即使非因寒所致者，血本性为阴，活血加以温法，应获得更加显著的疗效。在《内经》中对因寒所引起的气血凝泣，血脉不通的论述记载很多，《素问·举痛论》："寒气客则脉不通。"《素问·调经论》："血气者，喜温而恶寒，寒则泣不能流，温则消而去之。"这段经文的含义，其实是揭示了阳与气血的生理病理关系，指出了一切在体内循行流动之物，都可因寒而凝滞，因温而消解。

陆老可谓是一个善于运用活血化瘀法的集大成者。陆老最可贵之处在于敢于疑古、勇于创新、重视实践，结合自己多年临床经验，大胆创新，创立了活血化瘀及温阳相配伍的治则，这为后来活血化瘀配伍应用开拓了更新更广的领域。

（十二）经病疏肝，气顺为先

肝与妇女的生理、病理关系极为密切。肝为五脏之一，是贮藏血液的主要器官，有调节血量的功能。由于肝藏血，全身各部化生的血液，除营养周身外，皆藏于肝，其余部分下注冲脉（血海）；从经络循行来看，冲脉起于会阴，挟脐上行，而足厥阴经脉亦环阴器，行抵少腹，故与冲脉相连，肝血充足则血海满盈，月经能以时下。肝主疏泄，主身之筋膜，开窍于目，其华在爪。肝喜条达，是指肝气贵于舒畅通达而不宜郁结，肝郁则病变横生；肝为风木之脏，内寄相火，其性至刚，极易变动。肝主疏泄，性喜条达，肝气舒畅，血脉流通，则经血按期来潮。若肝的上述生理功能失常，在妇女可引起经、孕、产、育方面的多种病变。正因为肝与女子的生理、病理关系至密，故有"肝为女子先天"之称。

肝的生理功能失常，不仅引起肝的本脏病变，如肝气、肝火、肝阳、肝风等，还可扰心、犯肺、乘脾、及肾，引起其他脏腑的病变。临床所见疾病中，肝病十居六七，所以，有人称"肝为五脏六腑之贼"，寓意是很深的。

《内经》提出"肝欲散，急食辛以散之"，"木郁达之"。逍遥散和柴胡疏肝散，即是根据《内经》之旨从仲景四逆散演化而来，肝郁证一般多用之，唯逍遥散更宜于脾虚肝郁之证。加味乌药散为治疗气滞痛经的常用方，适用于肝郁气滞，木失条达，症见胁肋或脘腹胀痛、胸闷善太息、烦躁易怒，月经不调、痛经，或经前乳房作胀，或乳房结核，不孕或孕后胎动不安甚则滑胎、小产，或喉中如物梗阻（俗称梅核气），或卒然胸闷气塞、昏厥不省人事、两手拘紧、须臾复醒。若肝气郁滞化火，则应用泻肝法，是以苦寒清热泻火的药物为主，使肝热得清，肝火得泄，肝阳得平。但由于肝热有轻重之异，病势亦有偏上偏下之不同，故泻肝之法有凉肝、清肝、泄肝、抑肝、平肝之殊，临床当因证制宜。

　　泻肝之药，同中有异，临证注意选择应用。常用方剂为羚羊钩藤汤、龙胆泻肝汤、清肝止淋汤之类。适用于肝经实热、肝火旺盛，或肝阳上亢而见胁肋胀痛、头晕头痛、面目红赤、心烦易怒、口苦而干、尿黄便秘；妇女多见月经先期，量多色鲜红、崩漏、妊娠恶阻、胎动不安、流产、赤带、阴肿、阴痒等。舌边红，苔黄，脉弦有力。木失涵养，肝阴血不足，四物汤为治血虚证的基本方，肝血不足者恒多用之；调肝汤多用于肝血不足，冲脉亏虚而引起的痛经、月经过少、闭经等症；定经汤则用于肝肾亏损而致的月经错乱。肝血虚与肝阴虚本质是一致的，只是程度上有轻重不同而已，两者往往是互为因果的。阴虚不能制阳，常可导致肝阳偏亢；水亏不能涵木，亦可引起内风干扰。所以，滋肝法常与潜阳息风药同用。一贯煎多用于阴虚胁痛，月经涩少等；杞菊地黄汤宜于阴虚风扰的眩晕；两地汤则用于阴虚火旺而致的月经先期、量少，甚则闭经等。

　　适应证：肝阴血不足，木失涵养，症见头晕目眩、视物不清、形瘦胁痛、失眠、爪甲不荣、皮肤干燥、五心烦热、口干咽燥、大便偏干，妇女则见月经先期量少、闭经、崩漏、妊娠恶阻、滑胎、子痫、脏躁等。舌质红绛少苔，脉弦细带数。另外，由于气与血关系最为密切，肝失疏泄，气滞血瘀，常易导致气血不调，则见经行不畅、经水色黑，夹有血块，甚则闭经，或产后恶露不下等。舌边带紫，脉弦迟而涩。故陆老每于临证之时，十分重视气血的相互影响，当于疏肝理气药中兼以活血化瘀之品，常取得较好的疗效。

（十三）浅淡腹满治疗经验

　　陆老遵《金匮要略》理论将腹满分为实证腹满和虚证腹满两类。其实证、热证应归入阳明，虚证、寒证应归入太阴，所谓"阳道实，阴道虚"是也。

对于虚证腹满，历代医家论述已详。如《内经》说："脏寒生满病。"《伤寒论》说："太阴之为病，腹满而吐，食不下，自利益甚，时腹自痛。"尤在泾说："腹满按之不痛者，无形之气散而不收，其满为虚。"魏念庭说："无形之虚气作痞塞，则按之无物，何痛之有。"从这些医家的论述来看，结合具体的临床实践，临床上有相当一部分溃疡病、慢性胃炎、萎缩性胃炎患者均属于虚寒腹满的类型。

此类患者，腹胀满而喜按，脘腹痛而喜热熨，舌质淡嫩，病程较长。病属虚寒，故《金匮要略》提出"腹满时减，复如故，此为寒，当与温药"之法。太阴脾土虚弱，致化源不足，气虚而营血阻滞，使中阳不运致腹满，所以，温运中阳是理所当然的。

在具体用药时，陆老还特别强调，桂枝能健运中阳、温阳活血，能辅理中汤助温运之力。加良附丸温运止痛，配佛手以行气活血，增强中焦之化源，而佐黄连以配干姜，调和气血，干姜温中而和营气，黄连以清营分郁热而和血，使上下疏通，辛开苦降，痞满自消。

关于虚寒腹满的脉象，也可见"趺阳脉微弦"。趺阳乃脾胃之脉，而见微弦，这就是提示了临床上除了单纯的脾阳不振、浊气凝聚的腹满外，肝木乘虚侮土，肝脾同病的腹满也并不少见。

这种情况，可在上述方药的基础上，再选加痛泻要方或四逆散之类抑木扶土。

对于虚证腹满，陆老处方用药有以下几个特色：

（1）不专取温燥。温燥故能温脾燥湿，但用药专一，不能体现"温里而运寒"的治则，并且收效不甚理想。故陆老喜干姜、黄连同用。

（2）温运不忘行气。补而不滞，陆老每于温运之药中加入芳香理气之品作引导，如砂仁、白蔻仁之属，更有助于药力的运化吸收。

（3）温运不忘活血。由于脾虚，而使营血阻滞，导致中阳不运。故常加佛手，行气活血以消阻滞。

至于实证腹满，陆老将其分为实热性腹满和寒实性腹满两种，以实热性腹满为多见。张仲景说："病者腹满……痛者为实，可下之。苔黄未下者，下之黄自去。"这就是说，实热性腹满，苔黄必因热结，热涤而黄自除、气自消而满自愈。临床上所见的燥屎、热痰、宿食、虫积、血瘀等，多属实热腹满。在治疗上，宗《内经》"中满者泻之与内"、宗仲景"腹满不减，减不足言，当须下之，宜大承气汤"之说。陆老用承气汤以治燥屎，君大黄，辅以厚朴、枳实以助其力，再加佛手行气活血，使郁滞得出，大便得通。

对于腹满疼痛在右上腹的胆囊炎，陆老认为，当按"按之心下满痛者，此为实也，当下之，宜大柴胡汤"治疗。这是由于，少阳经邪郁迫阳明之腑，故用柴、芩等清解少阳胆经，枳实、大黄泄阳明之腑，生姜、半夏降逆而和胃，更加茵陈、胆草、川楝子等清疏之品。清疏通降，腹满自消。

寒实性腹满，主要是寒实内积，阳气被郁所致，可见"胁下胁痛，发热，其脉弦紧"。此邪在中下二焦，紧属痛，为因寒而痛，弦为实，亦因寒而实，故非下则实不去，非温则寒不散。虽有发热，亦是阳气被郁所致。在腹水等病中可见此种类型，宜用温下法，大黄附子汤主之。

治疗实证腹满，陆老运用大黄极有胆识。他经常说"六腑以通为用"。在准确辨证的前提下，对胆囊炎患者，根据体质的不同，轻者用熟军12g，重者用生、熟军各15g，待大便每天数解以后，才予减量。据临床观察，没有见到因大黄而致衰竭的病例。

以上是陆老治疗腹满的基本经验。但对一些具体的情况，又是灵活运用的。比如，腹满按之痛者为实，是否痛不可触均为实证呢？如一位患者腹满疼痛拒按、不食而欲呕，陆老认为，此为阴寒极盛，胸中阳气不宣，寒邪与正气相搏，结聚攻冲所致，病属中阳虚而寒甚，仍应温运中阳，使胸中阳气开，而阴霾自散。《金匮要略》说："心胸中大寒痛，呕不能饮食，腹中满，上冲皮起，出见有头足，上下痛而不可触近者，大建中汤主之。"此之谓也。又如，舌黄多为燥屎或宿食内结之表现，但舌苔不黄，就不可攻下吗？陆老在治疗胆囊炎时特别强调指出，在右上腹满痛极甚时，除了有急性感染之外，舌质大部分都很淡，运用清疏通降之法后，满、痛缓解，舌质自然就恢复正常了。这确为宝贵的经验。

（十四）发热辨治

发热不仅仅是指体温超过正常范围，中医学还将手足心热、胸中烦热等症状列入发热的范围。

1. 发热的分类

陆老认为，发热可分为实热和虚热两类。凡六淫及温热病邪等外感引起的发热，多属实热，如热性病、传染病等。凡病邪伤机体后，致脏腑机能失调，气血津液亏耗，以致阴阳偏盛而发热者，则多属虚热，如某些慢性、消耗性的疾病。但因正邪相争，由于病机转化，也有由实热变为虚热的，这是因为在病变过程中，伤阴损阳，耗伤正气所致。外感热病是外邪侵袭人体，正邪相争的反应。正气的强弱和正邪的消长，是决定受邪后是否发病及病势进退的重要因素。所谓"阳胜则热，阴胜则寒"，"发热恶寒者，发于阳也"，"阳者，卫外而为固也"，正说明发热是外邪侵入机体后，正气与之抗争的表现。

（1）实热

属于实热的外感发热，一般有三个阶段，即表证、半表半里证和里证。这种从一种证转变为另一种证的由表及里的变化，称为传变，是一般规律。但也有不经过半表半里，而直接演变为里证，或一开始即出现里证，甚至由里达表的特殊规律。

表证：外邪侵袭机体，系通过皮毛、口鼻而入。肺开窍于鼻，外合皮毛，主气属卫，故外邪伤人，多首先犯肺。因其感受的邪气不同和人体素质差异，而有不同的反应。若风寒客于肌表，皮毛束闭，营卫失调，而见恶寒重、发热轻、无汗、身疼等症。风热乘肺，则肺失清肃，卫气开合失司，而见发热重、恶寒轻、汗出、咽喉不利等症。若夹湿邪，则外着于皮肤，内阻于气机，而见身热不扬、汗出不畅、胸闷呕恶、肢体重着等症。若夹暑邪，则暑湿郁于内，风邪束于外，而见恶寒无汗、身热心烦、小便短黄或大便泄泻等症。若为燥热所伤，则见身热、口燥、咽干等症。若为温热疫毒所致，极易化热传里，其特点为发病较快，变化较多，病势较重，且易伤津耗液；若湿与热合，则病邪常留恋不解。其传变可顺传发展而入气分，也可逆传发展而入心包，但也有因病势轻浅，病邪留于卫分而不传变的。

半表半里证：外邪经肺、卫而有内传趋势者，邪气渐深，正邪相争于半表半里之间。此证多以寒热往来为其特点，但由于病邪和体质的差异，据其病机，又有邪入少阳、湿遏膜原，以及湿热留恋于少阳三焦的不同。病至此期，邪气可以和解以达于表，或继传入里。

里证：热邪传里，正邪剧烈相争，其特点为里热炽盛，但热而不寒。其转机有二：一为热入气分，一为热入营血。

病在气分，可概括为温热和湿热两大类。属于温热者，又因热邪散漫，为无形热邪的阳明经证；热结胃肠，为有形热邪的阳明腑证。此外，热壅于肺，而见咳喘烦热等症；热阻胸膈，而现胸膈烦热等症，亦较常见。

属于湿热者，有因湿热结于胸中，见身热赤、胸膈痞满、呕恶不饥；或湿热交阻，留恋不解，而致汗出热解，继而复热，胸痞呕恶、自利尿短；或湿热夹滞阻于胃肠，而见胸腹灼热、呕恶便溏不爽等。

病在营、血，热盛伤阴或其人阴液素虚，病邪乘虚而内陷营、血，致耗血动血。若气分营（血）分俱受邪扰，便可见高热、斑疹、衄血等气营（血）两燔之证。热入营阴，邪陷心包，使心包受邪，清窍被蒙；热入血分，伤及阴血，损及脉络，迫血妄行，则并发斑疹，或吐血、衄血、便血；热邪亢盛，肝风内动，则神昏痉厥；甚则肝肾阴伤，终致阴竭阳越，心阳耗散，正气衰惫，而出现亡阴亡阳证。

发热在这三个阶段中的特点是邪气虽盛而正气未衰。如正邪相搏的结果，是正胜邪退，则发热渐减，而病势趋向痊愈。反之，如邪盛正衰（正不胜邪），则发热不退，或骤然下降，而趋向恶化，发展为亡阴、亡阳的危笃重证，甚至死亡。亡阴是逐渐发生的，因为阴液的伤耗是伴随病情的发展而加重，出现阴竭阳越的危象；而亡阳可以在外感发热的任何一个阶段，以突变的剧烈形式出现，这是在邪气过于强盛，而正气又特别衰弱的情况下，正不胜邪而产生的。

（2）虚热

虚热多属于内伤发热。脏腑病变而出现发热的，见于气血不足，脏腑机能衰弱或失调的证候。如肾阴虚，致阴虚阳亢，虚火上炎，耗及肺阴，因肾阴虚不能上济于肺，可致午后发热，称为阴虚发热。若内伤劳倦，胃气不足，脾气下陷而发热的，是为气虚发热。若因心脾不足，肝血虚少，或产后亡血，血室空虚而发热的，为血虚发热。

虚热是精气被夺后所表现的虚性亢奋，是机体的物质基础不足，而不是有余，也是机体衰弱的另一种表现（不同于阴寒证）。临床上，阴虚、血虚和气虚均可产生发热症状，都属于虚热。

由实热转变为虚热，是在外感发热的后期。虽然正气逐渐有所恢复，但病邪尚残留而未尽解，故有低热持续。其病机已非正邪相搏，而是邪退正衰之候。

2. 辨证施治

外感发热的治疗，以驱邪为主。在病程的三个阶段中，正邪相搏而正气未衰，故祛邪即能扶正。如转变到正气衰弱，应以扶正为主，兼清邪气，倘更进而出现正气衰竭，则急应扶助正气。总之，外感发热是正气与邪气这一对基本矛盾斗争消长的过程，而正气又是矛盾的主要方面。因此，在任何一个阶段中，祛除病邪都是为达到维护正气的目的而采取的措施。若机体抵抗力低下或无力抗邪时，驱邪将进一步伤耗衰弱的正气，故应以扶正为主了。治疗虚热则是以补虚为法，根据脏腑病变属性，以别阴阳、气血虚衰，然后辨证处理。

（1）实热

①表证

发热初期，病邪在表，正能抗邪，其病位浅、病情轻。表证又有表寒证和表热证的区分。

表寒证：恶寒发热无汗，头项强痛，身痛，或周身骨节痛，舌苔薄白，脉浮紧。治法：辛温解表。方药：麻黄汤。有微汗者，减轻麻黄用量；肢体酸痛者，加苍术；无汗而烦者，加石膏；风寒证轻，证见发热恶寒、鼻塞声重、流涕咳嗽者，用荆防解表汤以疏风解表（荆芥、防风、蝉蜕、牛蒡子、桔梗、杏仁、薄荷）。

表热证：发热重，恶寒轻或不恶寒，头痛，口渴，咽喉疼痛，苔薄白微黄，脉浮数。治法：辛凉解表。方药：银翘散。热甚者，加炒栀子、板蓝根，或青蒿、黄芩；口渴甚者，加鲜芦根；咳嗽频者，加桑白皮、知母；有痰者，加杏仁、浙贝母。

若夹湿，见恶寒不甚、身热不扬、汗出粘手、头重胀如裹、肢体酸疼、胸闷脘胀、口黏腻不渴、苔白腻、脉濡。用上方加藿香、佩兰、大豆卷、厚朴以芳香化湿。

若夹暑，除见表热本证、夹湿兼证外，并见发热无汗或有汗、心烦、小便短赤、舌苔黄腻、脉濡数，可用新加香薷饮（银花、连翘、香薷、厚朴、扁豆、藿香、佩兰、六一散、荷叶）以解表清胃。

若为燥邪，见身热头胀、咳呛气逆、痰少或痰中带血、咽喉干痛、鼻孔口唇乏津，治以清肺润燥，改用桑杏汤加减（桑叶、杏仁、栀子、淡豆豉、芦根、天花粉、浙贝母、知母、沙参）。

②半表半里证

介于表证与表里证之间的一个阶段。外邪未能表解而将转入里，但又未见里热炽盛，病位已由卫分欲交气分，一般有以下三种情况。

邪在少阳：往来寒热，胸胁痞满，口苦咽干，目眩，心烦喜呕，食欲不振，脉弦。治法：和解表里。方药：小柴胡汤。如口渴者，去半夏，加天花粉；胁痛或目黄、小便黄者，去党参、大枣、生姜，加茵陈、虎杖、栀子、郁金、金钱草；小便不利、淋漓涩痛者，去党参、大枣、生姜，加猪苓、茯苓、车前子、滑石；腹胀便结者，加枳实、大黄。

湿热阻遏三焦：发热恶寒交替往来，热多寒少，或午后发热，胸胁疼痛，胃脘胀满，恶心呕吐，心烦口苦，纳差，目眩，舌苔或黄腻，脉弦数或滑数。治法：分消湿热。方药：青蒿、黄芩、枳壳、陈皮、法半夏、竹茹、赤茯苓、碧玉散。如口渴者，去法半夏，加芦根、天花粉；头痛、骨节痛者，加苍术、蔓荆子；便秘者加大黄、枳实。便秘为里热证标志之一。半表半里证出便秘，显示里热渐炽，故应直泄里热，以防热邪深陷。

湿遏膜原：寒热往来，或午后发热，头痛如裹，身倦，胸闷脘痞较甚，呻吟叹息，渴不欲饮，舌苔白腻或白腐垢秽，脉濡数。治法：宣透膜原。方药：达原饮加减。如呕恶者，加法半夏、竹茹；吐甚者，加蔻仁；便秘者，加大黄、枳实。

③里证

热邪进入里热阶段，为外感发热期，特点为高热而不恶寒，并有一系列热象。病位在气分及营分，由于热邪炽盛，更兼夹湿或痰（热邪灼液成痰），故变化甚速。本阶段主要分辨热在气分、热在营血分和气营（血）两燔。

热在气分：根据病邪和机体反应，又有温热和湿热两类。属于温热者有热炽阳明和热结胃肠两种证型。如热伤胃阴，但热邪散漫而未聚，是热炽阳明；如肠液为热邪炼灼，热与燥粪相结，则成热结胃肠。属于湿热者，系其人素有里湿，热邪内传，湿与热合，则湿热交阻，留恋不解或夹滞而阻于胃肠。

温热，热炽阳明：高热，烦躁，多汗，口渴多饮，舌质红，黄苔，脉洪大而数。治法：清热生津。方药：白虎汤加减（石膏、知母、甘草、芦根、怀山药）。如热壅胸膈，而见胸膈烦热、唇焦溲黄者，加连翘、栀子、黄芩、瓜蒌；口渴引饮、舌苔黄燥少津者，加生地、玄参、麦冬；脉象洪大而芤者，加人参。

若由风热化火而致者，可出现风热壅肺，见气喘鼻扇、咳嗽、痰黄稠、高热不减。急宜清泄肺热、祛风化痰，可用麻杏石甘汤合泻白散加味（麻黄、杏仁、石膏、甘草、桑白皮、黄芩、桔梗、浙贝母、枇杷叶）。

热结胃肠：高热，日晡尤甚，大便秘结，腹部胀满而拒按，烦躁，谵语，舌苔老黄、焦黑而起芒刺，脉数有力或沉实有力。治法：荡涤实热。方药：大承气汤。若咽干、舌燥甚者，加生地、鲜芦根（重用）。

湿热结胸：身热面赤，口渴欲饮，胸脘痞闷，按之疼痛，呕恶，便秘，苔黄腻，脉滑数。治法：清热化湿、开胸散结。方药：小陷胸汤加味（黄连、枳实、瓜蒌、法半夏、厚朴、薤白、黄芩、豆卷）。

湿热遏阻中焦：午后身热，汗出热解，继而复热，胸痞呕恶，大便自利，小便黄短，苔黄腻，脉濡数。治法：分解湿热。方药：杏仁滑石汤加减（杏仁、厚朴、菖蒲、法半夏、蔻仁、黄芩、黄连、芦根、滑石）。根据病机，尚可酌加芳香化浊、淡渗利湿之品，如藿香、佩兰、苍术、苡仁、大豆卷、茵陈等，亦可酌加苦寒清热之品，如黄柏、栀子等。

湿热夹湿滞于胃肠：胸腹灼热，呕恶，便溏不畅，大便色黄如酱，苔黄厚腻，脉沉滑。治法：清泄湿热。方药：枳实导滞汤加减（枳实、大黄、山楂、槟榔、厚朴、黄连、连翘、紫草、木通、甘草、莱菔子）。

热入营血：高热，夜间尤甚，口不甚渴，烦躁不安，身发斑疹，或齿衄、鼻衄、便血，甚者谵神昏语，舌质红绛或紫暗而少津，脉细数。治法：凉血清热、化斑止血。方药：斑疹为主者，用化斑汤加味（石膏、知母、玄参、犀角、粳米、甘草、大青叶、紫草、丹皮、银花）；以出血为主者，用犀角地黄汤加味（犀角、生地、丹皮、赤芍、黄连、银花、大小蓟、白茅根）。成药如神犀丹、紫雪丹、牛黄清心丸等，都可选择配服。

邪入心包：高热而夜间甚，烦躁、谵语，舌质红绛而干，苔黄，脉数。如系痰热蒙闭清窍，则高热、嗜睡、神志不清或昏迷、喉间痰鸣、舌苔黄腻垢浊、脉滑数或濡数。治法：清营凉血开窍。方药：清营汤（犀角、生地、玄参、竹叶心、银花、连翘、黄连、丹参、麦冬）。热入心包者，加服紫雪丹或安宫牛黄丸。痰热蒙蔽清窍者，上方加竹沥，配服至宝丹或苏合香丸，以开泄痰浊。

热动肝风：高热，神志不清，手足抽搐，甚或角弓反张，舌质红绛，苔黄，脉弦数。治法：清热息风。方药：羚羊钩藤汤加减 [羚羊角（用山羊角代）、钩藤、全蝎、蜈蚣、石决明、石菖蒲、地龙、黄连]。昏迷者，加服安宫牛黄丸。

气营（血）两燔：高热，自汗，口渴，烦躁，斑疹隐发，舌红绛乏津，脉数。治法：清气凉血。方药：清瘟败毒饮。

（2）虚热

主症：发热不甚而持续，晨轻暮重，神怠体倦，手足心热，心烦眠差，舌质红无苔，脉弦细略数。治法：养阴清热。方药：青蒿鳖甲汤加味（青蒿、鳖甲、丹皮、生地、知母、白芍、怀山药、银柴胡、地骨皮）。如发热不甚，伴有咽干口渴、干咳少痰等症者，系邪伤肺胃之阴，可用沙参麦冬汤。

血虚生风：低热，面色浮红，烦躁，心悸，手足颤动，甚则拘急痉挛，舌质红无苔，脉细略数。治法：养阴益血、平肝息风。方药：三甲复脉汤（鳖甲、龟甲、蛤蚧、生地、麦冬、白芍、阿胶、火麻仁、炙甘草）。

属于脏腑气血失调的阴虚发热：潮热骨蒸，心烦，手足心热，两颧发红，盗汗失眠，遗精，或咳嗽痰少，或痰血，声嘶咽干，舌红，脉细数乏力。治法：滋阴降火。方药：秦艽鳖甲汤加减（秦艽、鳖甲、银柴胡、沙参、地骨皮、生地、麦冬、白芍、女贞子、焦黄柏、知母）。

气虚发热：发热不甚，倦怠神疲，短气乏力，自汗恶风，纳差口和，舌质偏淡，舌苔薄白，脉虚大。治法：补中益气。方药：补中益气汤加减。

血虚发热：低热，面色萎黄，神疲身怠，少食懒言，心悸，头晕目眩，舌质淡，脉细弱或细涩。治法：益气补血。方药：归脾汤。

（十五）慢性肺源性心脏病

慢性肺源性心脏病（简称肺心病）是由呼吸系统原发病发展所致，多数因慢性支气管炎并发肺气肿所造成。中医对慢性阻塞性肺病病机特点的认识早在《素问·咳论》中就有描述："皮毛者，肺之合也，皮毛先受邪气，邪气以从其合也。

其寒饮食入胃，从肺脉上至于肺，则肺寒，肺寒则外内合邪，因而咳之，则为肺咳。"指出其病机特点是内外合邪所致。

肺气本虚，复感外邪，壅塞不通是导致肺胀的基本病机。《诸病源候论·上气鸣息候》说："肺主于气，邪乘于肺则肺胀，胀则肺管不利，不利则气道涩，故气上喘逆，鸣息不通。"指出外邪乘袭，邪气犯肺，肺失宣降而致喘逆。《灵枢·邪气脏腑病形》有"形寒饮冷则伤肺"之说，强调了六淫邪气中寒邪尤易伤肺。《灵枢·胀论》曰："肺胀者，虚满而喘咳。"《诸病源候论·咳逆短气候》强调："肺虚为微寒所伤则咳嗽，嗽则气还于肺间则肺胀，肺胀则气逆。而肺本虚，气为不足，复为邪所乘，壅塞不能宣畅，故咳逆短气也。"说明肺气本虚，复感外邪，邪气犯肺，壅塞不通是导致肺胀的基本病机。痰浊、水饮、瘀血为肺胀急性期的主要病理因素，气虚、气滞为重要病理环节。

陆老根据肺心病的病因病机与临床表现，归纳了肺心病之病理特点为热、痰、瘀、虚，并指出这四个病理互相关联，不能孤立对待。

《素问·平人气象论》云："颈脉动，喘疾咳，曰水。"《素问·逆调论》又说："夫不得卧，卧则喘者，是水气之客也。"《寿世保元·痰喘》："肺胀喘满，胸高气急，两胁煽动，陷下作坑，两鼻窍张，闷乱嗽渴，声嘎不鸣，痰涎潮塞。"《金匮要略·痰饮咳嗽病脉证并治》中说："咳逆倚息，短气不得卧，其形如肿，谓之支饮。""膈间支饮，其人喘满。""水在心，心下坚筑，短气，恶水不欲饮。"《金匮要略·水气病脉证并治》又有："心水者，其身重而少气，不得卧，烦而躁，其人阴肿。""心下坚，大如盘，边如旋杯，水饮所作。"《丹溪心法·咳嗽》说："肺胀而嗽，或左或右，不得眠，此痰夹瘀血，碍气而病。"《血证论》还说："须知痰水之壅，由瘀血使然，但去瘀血，则痰水自消。"上述论述说明了痰浊、水饮、瘀血与本病发病密切相关。痰浊、水饮、瘀血互相影响，兼见同病。痰浊的产生，初由肺气郁滞，脾失健运，津液不归而成，渐因肺虚不能布津，脾虚不能转输，肾虚不能蒸化，痰浊潴留。痰浊水饮潴留，滞塞气机，阻塞气道，肺不能吸清呼浊，清气不足而浊气有余，肺气胀满不能敛降，故"胸部膨膨胀满，憋闷如塞"。气虚气滞的形成，则因气根于肾，主于肺，本已年老体虚，下元虚惫，加之喘咳日久，积年不愈，必伤肺气，反复发作，由肺及肾，以致肺肾俱虚。肺不主气而气滞，肾不纳气而气逆，气机当升不升，当降不降，肺肾之气不能交相贯通，以致清气难入，浊气难出，滞于胸中，壅塞于肺而成。瘀血的产生，既与气机阻滞有关，也与肺肾气虚，气不行血，以及痰浊壅阻，血涩不利有关。瘀血形成后，又因瘀而气滞，加重痰、气滞塞胸中，成为重要病理环节。

肺、脾、肾三脏功能失调在肺胀病机中的重要性：

《济生方》云："肾为生痰之本，肺为贮痰之器，脾为生痰之源，肺不伤不咳，脾不伤不久咳，肾不伤不咳不喘。"说明肺、脾、肾三脏功能失调与痰饮形成密不可分。《圣济总录》："肺气喘急者，肺肾气虚，因中寒湿，至阴之气所为也。盖肺为五脏之华盖，肾之脉入肺中，故下虚上实，则气道奔迫，肺叶高举，上焦不通，故喘息不得安卧。"提出正虚而邪气乘虚侵袭"下虚上实"的发病观点，也与肺、肾有关。《活法机要》言："咳谓无痰而有声，肺气伤而不清也。嗽谓无声而有痰，脾湿动而为痰也。咳嗽是有痰而有声，盖因伤于肺气而咳，动于脾湿因咳而为嗽也。"强调了肺脾两脏在咳嗽病机中的重要性。

病变在肺，其次影响脾、肾，甚而累及于心。

综观历代医家对本病病因病机的认识，大致可概括为六淫乘袭，病变首先在肺，肺病迁延，继则影响脾、肾，后期病及于心。因肺主气，开窍于鼻，外合皮毛，主表卫外，故外邪从口鼻、皮毛入侵，每多首先犯肺，导致肺气宣降不利，上逆而为咳、为喘。若肺病及脾，子盗母气，脾失健运，则可导致肺脾两虚，咳喘痰壅。肺为气之主，肾为气之根，久病肺虚，主气功能失常，肺病及肾，肾气衰惫，摄纳无权，则气短不续，动则益甚。且肾主水，肾阳衰微，则气不化水，水邪泛溢则肿，上凌心肺则喘咳心悸。肺与心脉相通，肺气辅佐心脏运行血脉，肺虚治节失职，则血行涩滞，循环不利，血瘀肺脉，肺气更加壅塞，造成气虚血滞，血滞气郁，由肺及心的恶性后果。临床可见心悸、紫绀、水肿、舌质暗紫等症。心阳根于命门真火，肾阳不振，进一步导致心肾阳衰，可呈现喘脱危候。

陆老认为，本病病性多属标实本虚。标实为痰浊、水饮、瘀血和气滞，痰有寒化与热化之分；本虚为肺、脾、肾气虚，晚期则气虚及阳，或阳虚，或阴阳两虚。如内有停饮，又复感风寒，则可成为外寒内饮证。感受风热或痰郁化热，可表现为痰热证。痰浊壅盛，或痰热内扰，蒙蔽心窍，心神失主，则意识蒙眬，甚至昏迷；痰热内闭，挟痰上扰，气逆痰升则发生肢颤、抽搐；痰热迫血妄行，则可出血，亦可因气虚日甚，气不摄血而致出血。病情进一步发展可阴损及阳，阳虚不能化气行水，成为阳虚水泛证；阳虚至极，出现肢冷、汗出、脉微欲绝等元阳欲脱现象。外感六淫以风、寒、湿三种邪气为主，内伤以肺、脾、肾三脏功能失调，导致痰饮、水湿、瘀血等病理产物生成为主。其中肺、脾、肾三脏虚损为本，痰饮、水湿、瘀血互结为标，二者相互作用，使慢性肺源性心脏病患者虚实夹杂，反复发作，迁延不愈。

肺心病的临床表现错综复杂，虚实互见，临床辨证分型方法颇多，陆老根据自己多年临床实践经验，认为以急性发作期与缓解期的分期辨治为宜。

急性发作期：肺心病急性发作期多是在已有体虚和夹有不同程度的痰饮内伏与瘀血阻滞的基础上，因外感新邪而诱发。此期突出的矛盾为"痰"与"热"。由于痰热壅盛而致咳、喘或心悸、水肿等症均在原有程度上加重加剧。至于发病时病情的轻重与转化情况，则取决于所感受病邪的性质、程度和病人的体质。他认为，从临床所见，肺心病感受外邪以热邪为常见，热邪有转化快的特点，每易热炽伤津。素体阴虚者感受热邪转化迅速，很快出现烦热渴饮、痰黄黏、舌红绛、脉滑数等痰热炽盛，伤津耗阴之象；而素体阳虚者，若外感之邪不解，郁而化热，其热化之势相对较缓，逐渐出现痰质黏稠难以咯出，痰色白或黄，舌质仍是淡胖，舌苔腻，脉细弦等症。

陆老说：两种不同体质的患者，虽然临床症状不尽相同，但化热之趋势是一致的，故在急性发作期，治疗上应以急则治标为原则，抓其主要矛盾。给予大剂清热为主，结合祛痰，清泄痰热，控制感染，保持呼吸道通畅。他还强调了清热药与祛痰药之间的主从关系：因痰由热生，热清则痰去，热不清则痰不清、不化，故清热重于祛痰。另外，治痰当不忘祛瘀，因肺心病之郁滞之血，往往利于病邪生长而不利于邪热的清除。在清热药中配伍以活血药，意在改善血对气之载运，即降低血液黏滞度，调节血氧渗透压，使药物易达病所，从而加强清泄作用。他还指出，应考虑患者多为年高病久、体虚之特点，对因热盛伤阴耗津者，佐以养阴清热生津之品以扶正祛邪，亦属必要。若热邪未能控制，累及心、脾、肾，出现心悸、胸闷、气短、唇舌爪甲青紫、浮肿、腹水等症状，治疗上应在清热、宣肺、涤痰基础上加入利水药，并应选用活血利水之法。因大量利尿药的采用，可致血液浓缩、血液黏稠度增高，故他始终重视活血药的运用。此期常选药物分别为：

清热药：黄芩、鱼腥草、野荞麦根、银花、连翘、石膏、七叶一枝花等。

祛痰药：桔梗、桑白皮、杏仁、贝母、竹沥、半夏、鲜淡竹沥等。

清热养阴生津药：鲜石斛、鲜芦根、天花粉、知母、玄参、麦冬、鲜生地、西洋参等。

活血化瘀药：桃仁、莪术、三棱、丹参、赤芍、川芎、王不留行、红花、郁金等。

如痰浊壅阻，苔黄厚腻，腹胀便秘可加生大黄、莱菔子、枳壳等；如下肢浮肿尿少则加冬葵子、车前草、葶苈子、猪苓等，或活血利水之泽兰、益母草、虎杖根、马鞭草等。如心阳虚衰则用人参、西洋参、麦冬、附片。

他特别强调，由于肺心病人的心、肺功能均有不同程度的损害，处于抵抗力低下的状态，对病原体侵袭的反应能力减弱，起病往往呈隐袭式，不具发热、咳脓痰或白细胞增多的特征，但只要有咳、喘、痰多症状，仍应看作肺部感染而不容忽视。因急性感染未得到控制，病情进展，通气功能发生严重障碍时，导致呼吸衰竭，甚至出现肺性脑病。而肺性脑病是肺心病死亡的主因。此期治疗必须采用中西医结合措施，予抗感染、畅通呼吸道、纠正缺氧、心衰，纠正酸碱平衡和电解质紊乱，必要时辅以人工呼吸机进行机械通气。他分析说：因通气障碍，清浊之气不能纳吐，壅盛之邪热内陷，蒙蔽清窍，引动肝风。症见神昏谵语、惊厥抽搐嗜睡、昏迷等。治疗上除采取综合措施以外，中药辨治可从清热养阴、宣窍化痰、息风活血等方面着手。药选银花、连翘、黄芩、虎杖、鱼腥草、鲜芦根、鲜石斛、玄参、麦冬、石菖蒲、郁金、杏仁、竹沥、川贝、桑白皮、天竺黄、桔梗、鲜竹沥及羚羊角、生石决明、地龙、桃仁、丹参、赤芍等。并择用安宫牛黄丸、紫雪丹、至宝丹。若见喘急、汗多肢冷、脉细微或结代等真阴耗竭，元阳欲脱之症，用独参汤或参附汤扶正固脱。应当一提的是，肺性脑病患者，多数牙关紧闭，服药需依靠鼻饲，或药液灌肠。

在整个急性发作期的治疗中，控制肺部感染是个重要环节。他在这一期的各个阶段始终重用大剂清泄痰热药。并调整服药方法为每日1剂半或2剂，提高了体内药物浓度。同时针对病机，在各阶段均佐入活血药以增强疗效。

缓解期：肺心病缓解期是在感染基本控制的情况下，仍留有不同程度的咯痰或动则气急等症状，属邪未祛尽，正虚日甚阶段。此期的突出矛盾已由急性发作期的"痰"与"热"转化为"虚"和"瘀"。在治疗上，以"缓则治本"为原则根据病人体质和累及脏腑的不同分别进行整体调治。以虚瘀并顾、扶正活血为主，辅之清热祛邪，以图正胜达邪，稳定病情，延缓病程发展。

肺卫不固：肺为气之主，肺心病人多气虚表疏，卫阳不固，腠理不密，不能抗御外邪，常因新感引动宿疾。陆老对表虚易感者以益气固卫如玉屏风散、参苏饮为主，重用黄芪。他说根据实验室有关报道，黄芪对抗呼吸道细菌，抗粘附作用较强，并有较好的提高免疫功能的作用。又因"肺虚则少气而喘"，在益气药中常佐马兜铃、海蛤壳、海浮石、枇杷叶等止咳平喘化痰之品。另外，陆老指出，肺心病人过敏体质者较多，如兼有荨麻疹、慢性鼻炎，以及对某些刺激过于敏感而出现气管痉挛，突然喘逆。所以，主张适当加入疏风药也很必要。常选用苍耳子、辛夷、蝉蜕、防风、浮萍、地肤子、地龙等药。对虫卵过敏者则选入乌梅、使君子等祛虫之品。

气阴不足：肺心病人多为40岁以上。老年人中，气阴不足者十之七八，高龄患者伴咳声低弱及言语无力、舌红脉细者，应以养肺阴为主兼以益气，常用药物如北沙参、天麦冬、野百合等。对肺阴虚者用益气药，当以清补之太子参、生晒参、西洋参为宜。如肺阴虚及肾阴不足者，用生地、山萸肉、女贞、龟甲、五味子、冬虫夏草等滋肺补肾之品。

脾虚生痰："脾为生痰之源"。临床上有相当一部分患者，在用清热祛痰药后，咳减，痰色由黄转白，痰质由黏稠转为清稀，咯痰趋畅，但痰量仍多。陆老认为，这是肺热渐清而脾虚日显。治疗上当以扶中化饮为主，药选四君合紫菀、款冬花、白前、白芥子、苏子、姜半夏、化橘红等。

肾不纳气："肾为气之根"。因喘促日久，气不得续。历来以喘属肾不纳气。常常用益肾纳气之法治喘，多选用紫石英、五味子、巴戟天、紫河车、淫羊藿、仙茅、肉苁蓉、牛膝、鹿角胶、菟丝子，以及人参蛤蚧汤、肾气丸等。但陆老认为，补肾纳气是治喘的一个方面。临床上本病患者多由于支气管常呈痉挛状态，通气功能与换气功能障碍而致喘，其因可能是各种原因引起的呼吸表浅，肺泡活动减少，互相粘合，血液瘀滞等多种因素。故他治喘，常在补肾前提下与益气固卫、活血化瘀、清宣化痰等法并施，增强机体防御能力以改善心肺循环和通气功能。无不相得益彰。

肾虚水泛：另外对部分高年肾虚出现畏寒、肢冷、面色㿠白、水肿、舌淡、苔白、脉细、舌下瘀筋明显等脾肾阳虚，肾虚水泛患者，则常予温补脾肾、活血利水。

以上为他在临床上辨治肺心病的一些方法。在急性发作期，以清为主，结合化痰，佐以活血，并注意患者禀赋体质，权衡虚实。既顾其本，又不碍邪，寓补于清之中。缓解期以益气养阴、健脾补肾、扶正固本为主，佐以清热活血，并始终抓住"血瘀"这个共性，注重活血行瘀，达到改善心肺功能的目的。在肺心病的整个治疗过程中，都贯穿着清热、活血、补虚三法。只是所处阶段不同，各有侧重。

此外，陆老重视肺心病的防治，鼓励病人锻炼身体，增强机体的卫外功能，减少发病机会，逐步使肺功能得到改善。并要求患者戒烟，减少因吸烟及与环境污染、化学剂接触有关的致病因素。倡导肺心病患者进行"冬病夏治"，注重缓解期的培本养正，坚持数年，不无益处。

（十六）关于柴胡

柴胡有疏泄、升肝阳的作用，但为什么可以用于治疗"肝火"？"肝火"不就是肝阳过度的上升吗？

陆老认为，肝火与肝阳两个概念有不同的含义。肝火系病理概念，它的成因有七情过度，气郁不舒，郁而化火；肝经湿热，内蕴化火。肝阳是生理概念，肝阳为肝气通调舒达的表征，习惯上称肝气条达，而不说肝阳条达，肝气条畅，气机调达就是肝阳用事。因此，从生理角度看，肝阳不存在"过度上升"的问题。肝主升，肝气（阳）如郁滞，则疏泄功能受到抑制，疏肝为使其阳升而气调，所以，柴胡具有的疏泄作用正是要使肝的阳气通调畅达，由不调达、不升，使之恢复到生理常态。肝气郁滞引起的证候，是肝阳及肝气被遏，不及疏泄、宣发形成的。肝火就不是这个问题。首先，肝火作为病理概念，谓之火邪。外因为湿热内蕴，内因为气郁化火。如不清泄湿热，则肝阴内耗；不解郁、泻火，同样使肝阴内耗。柴胡的主要功能为疏肝，即通过清热达到疏肝的目的，清泻肝之郁热，则气自调而阳自用，何来升肝阳之理？因此，"肝火不就是肝阳过度的上升"的提法是不能成立的。

临床上又确有"肝阳上亢"的证候，又如何理解呢？其实只是指"阴虚阳亢"而言。这个亢是虚性亢奋，是虚热，不是实火。如果是肝本经的阴阳失调，则应纳入实火的范围来认识，也就是肝郁化火，这不等于虚热。治疗上用清肝热、养肝阴、柔肝血即可。

"肝阳上亢"应认为是"阴虚阳亢"，是指由实转虚的证候，一般都是指肝病及肾的病变。阴虚是指肝阴虚，进而导致肾阴虚，是肝阴不足（阳热内耗所致），肾阴上济，为母来救子，从肝来说是子盗母气，"阳亢"为阴不足的表现，这既有肝阴血的不足，又有肾阴的亏耗，即所谓"水不涵木"的证候。因此，治宜"育阴潜阳"。对此，一般不用柴胡，但也并非绝对。

由于柴胡疏泄，对作为"物质不足"的血虚、阴虚来说是必需的但，到底是不用也可以，还是不能使用呢？不能使用是否因为疏泄太过则耗血、伤津呢？

陆老认为，柴胡不存在疏泄太过耗血、伤津的问题。因此，也不存在不能使用的问题。血虚发热之用丹栀逍遥散、肝肾阴虚之滋水清肝都有柴胡，但不是作为主药使用。从处方学角度说，在阴柔滋养药中伍以柴胡有宣畅气血，使养阴之品滋而不滞、补而不腻的效用。所说不是必需的，应理解为不是主要的。在阴虚、血虚证候中是否用柴胡的道理就很清楚了。

（十七）关于川楝子

川楝子用于阴虚，有清肝热、肾热的意思。但是川楝子、柴胡同样有疏肝的作用，归经和性味也无很大变化。对此，陆老认为，"柴胡燥性"一语是不符合本药的性味的。目前已知的各种药物书包括《本草纲目》均言其性燥，尽管后世谓之"升肝阳"但也言其性燥。以性燥评柴胡，是从"升肝阳"引申出来的。陆老认为，对柴胡的误解，来源于温热学家叶天士。叶公谓"柴胡劫肝阴"之语，影响迄今而不究柴胡之实。考《伤寒论》之"四逆散"（柴胡、白芍、枳实、甘草）是治疗热邪传里、阳气郁遏不能外达而形成四肢厥冷（这种厥冷是假寒真热）的所谓热厥。由于热邪内遏故用柴胡达邪外透，是柴胡的解除郁热内遏作用。大约也就是因为四逆散能令四肢厥冷消除，而谓之"升阳"。如此，柴胡既非热药，则其升阳为畅达气机之义就很清楚了。古谓："柴胡非徒畅阳，实能举阴，非徒畅郁以化滞阴，更脾阳畅而阴精和之。故郁气不达，化源不能，在肝胆则益，由于肝胆传之脾胃则益，而脾胃传之肝胆并他脏则亦益。"用柴胡在于阳气之不达，而阳气之不达，本于阴气之不舒。其次，温热病后期，阴津伤耗过甚之证，应是一二三甲复脉汤、阿胶鸡子黄汤、大定风珠汤等方剂逐渐滋复营阴津液，柴胡对此是不应证的。所谓"阴气已虚"，其本已衰，病机上适用柴胡制剂的方剂也不相合拍，滋复营阴非柴胡之力，用之无效，将两种不同病机混为一谈。也可能在温病学家实践中每一次使用柴胡，而未见阴津滋复之说解，才有"柴胡劫肝阴"之语。可以肯定这是错误的！

川楝子有滋润的作用见于一贯煎方（《柳洲医话》），但《本草备要》谓泻肝通络，引心包阴火下行，导小肠膀胱之热、通利小便，具清泄肝肾湿热之用甚明。其性味苦寒，苦以燥湿、坚肾；寒以泄热是其功用。一贯煎用之，在于炒川楝子疏通肝络，以调达气机，在大量的养阴药中以防滋腻。

川派中医药名家系列丛书

陆干甫

一、阴阳气化，生命乃旺

陆老认为，中医学视人体生命的物质基础为气血。《灵枢·本脏》说："人之气血精神者，所以奉生而周于性命者也。"故中医学的生理、病理都是以气血立论。

气血的阴阳属性是"气为阳，血为阴"。以气血之间的关系论，虽然都来源于水谷之精华，但气处于主导地位，"气为血之帅"；以阴阳的动态平衡来说，那就是"阴者，藏精而起亟也；阳者，卫外而为固也"，形成生态平衡的"阴平阳秘"。但是，"阴阳之要，阳密乃固……是以圣人陈阴阳，筋脉和同，骨髓坚固，气血皆从。如是，则内外调和，邪不能害"。而气血作为物质形态，又必须赖阴阳运动而产生的气化作用始能具有生理功能。阳气是人体生命活动的动力，如果阳气受损或虚弱必定会影响人体的活力，然而人体活力的物质基础是气血，气血运行正常与否是机体生命活力盛衰的指标。

因此，陆老认为，要使以气血为代表的物质为机体所利用以维持生命的活动，就必须有阴阳的气化作用，才有可能生生不息。已知生命的存在是有机的生物运动（包含化学的、物理的、机械的运动等）的能量表现，而阴阳的气化过程是所有这一切运动的总括。阴阳气化学说是用来说明体内各种生命物质的相互转换（运动中的质量转换），机体的发育生长、损伤与消耗，物质的再生与补充，以及脏腑器官发挥生理功能的机制与过程等问题。换句话说，阴阳气化学说是人体新陈代谢和物质与能量之间相互转化的学说，并据此来解释生理机制和认识病理变化。《素问·阴阳应象大论》在阐释物质与能量之间的关系时说："阳为气，阴为味，味归形，形归气，气归精，精归化，精食气，形食味，化生精，气生形，精化为气。"这说明气化的动力来源于味（水谷），通过复杂的，但有规律的气化过程，在体内化生成更精微的物质——气、血、精、津，来滋养脏腑、经络，外则充实形体。这种精密完整的气化过程，也就是"阳生阴而根于阴；阳生阴长，阳杀阴藏"的阴阳互根说。因此，推动机体的生理活动、维持生命的存在，以及标志着人体健康状态的精、气、神是由气化来完成的。但是，在阴阳气化的全过程中，又取决于阳气的生发和温养。人体阴而用阳，所以有"阳气者，若天与日，失其所则折寿而不彰"的论断。

二、邪正相干，阴阳受损

陆老认为，病邪与正气是敌对矛盾的性质，两者之间存在着不可调和的矛盾，在矛盾的两个方面各自包含很多内容，并且在正邪斗争过程中又有不少条件和因素影响着矛盾的演化和发展。但重要的是，要在矛盾发展规律中（所表现的形式及作用）求得解决矛盾的方法，了解正邪矛盾的规律，作为认识与治疗疾病的法则，使机体恢复平衡，达到"阴平阳秘"的目的。

1. 邪气的性质对机体的作用

六气，是一年四季气候变化的产物。六气过盛则为六淫，影响机体则成致病因素。六淫是中医病因学最重要的一部分。但同样生活在自然气候变化的环境中，却有两种不同情况，一部分人感而发病，另一部分人则健康如常。这就说明发病与否与个体体质（免疫力）有密切关系，即"内因是变化的基础，外因是变化的条件，外因通过内因而起作用"，因为正虚，才招致邪气的侵袭。

邪气引起疾病，又与邪的多少、性质及侵犯的程度有很大关系，所以临床上观察到的病情，虽因同样原因引发，却有轻重缓急之分。

病邪之属于阳者（风、暑、火）伤人体正气之阴，二者相争必有损伤，当然，病邪无所谓伤耗，但正气必然受到损失。因此，阳邪伤正阴，必造成精液、营血、精的亏损，临床上就出现一系列的阴虚征象。阴虚，相对就阳亢，从而又促进阳邪愈加炽旺，对机体的阴更加伤耗，以致发生阴竭，阴竭则阳无所附，形成阴阳离决而死亡。这就是阳盛而阴病，壮火食气，阴虚生内热，热极阴竭的病机过程。治法：壮水之主，以制阳光。

阴邪伤人体之阳，引起神、气、卫的虚耗。正阳虚衰不能与阴邪相争，阴邪更甚致正阳更衰（如心肾水肿），这就是阴胜则阳病，阳微发外寒，阳衰到极度乃至阴阳离决而死亡，如心肾功能衰竭。即"阳气者，若天与日，失其所则折寿而不彰"。

由于病邪侵犯机体破坏了体内的阴阳平衡，同时，正邪受客观环境因素影响，引起内部一系列变化——气与血的紊乱，脏腑之间制约关系的破坏，调节、生化、代谢等机制的损坏，改变了它们原有的面貌，使矛盾深化而出现错综复杂的病情。这时，应根据病情所造成的损害，判断病机和证候，确定疾病的本质。

六淫是可以转化的，在一定条件下，六淫均可化燥生热（寒从热化）。人体正气必然对外邪起抗拒作用，当外邪入侵机体，正邪相争就发热，只是据体质强弱而发热程度不同而已。但发热必定伤及阴液，伤阴必耗阳气，如阳气过分消耗，又可出现阳虚（热从寒化），甚至亡阳（大汗亡阳）。

湿为阴邪，伤阳，但久蕴可化热。湿化热必以脾阳尚未虚衰为前提，否则即成寒湿。因此，邪正斗争过程中，疾病性质转化与否，视正邪之强弱而定。如正盛阳衰，病可由阴出阳；邪盛正衰，则病由阳入阴。故有阳病易治，阴病难疗之说。治疗的最终目的是恢复健康，因此，不论治阴治阳，均以保护正气为主。

正气是维持生命活动的基础，正气是统一的名称，包括营血、卫气、津液。营、卫、气、血、津液都来源于水谷，不但同源而且相互滋生、相互为用，津液虚耗会令气血虚亏，气血不足亦可造成津液病理变化，不是枯竭就是蓄积为患。

2. 正邪斗争规律在诊断学上的意义

外邪入侵人体后，有立即发病的；有潜伏于体内蕴藏起来，待发展到一定程度，即到成熟阶段发病的。不论何种情况，邪气必达相当程度才能体现症状。"邪之所凑，其气必虚"是相对的，而不是绝对的，即伤（虚）其局部之气（卫气、胃气），不是虚其全身各部之气。因此，外邪初入，正气（未伤之各部之气）必被激发而抗邪，邪气盛，正气亦盛，正邪斗争表现极为强烈，故见实证。这个"实"是指正气盛。斗争持续必有一伤，正气的耗损，机体虚衰，邪留而不去，病势进展，正气更虚。这就得出一条规律：新病多实，久病多虚。同时，由于禀赋不同，所处环境、接受各方面刺激的大小、营养状况等条件差异导致体质有强弱之分，强者对外邪的抗力大，表现为实证，弱者抗力小，表现为虚证。强者初病，其营、卫、气、血、津液、脏腑功能都较为旺盛，反应的现象是亢进的、兴奋的、表现为实证。《素问·玉机真脏论》："脉盛、皮热、腹胀、前后不通、闷冒，为五实。"就是说，心主血脉，脉盛则心实；肺主皮毛，皮热为肺实；脾主中焦，腹胀为脾实；肝开窍于目，昏闷视物不明为肝实；肾司二便，二便不通为肾实。"脉细、脾寒、气少、泄利、饮食不入，为五虚。"虚是衰退、抑制或不足的表现。这又得出一条规律，强者为实，弱者为虚。

虚实不仅表现在疾病现象上，更具体反映在营、卫、气、血、津液上。以实证为例：邪初犯肌表，卫外之阳亢奋，腠理固密而毛窍不开，故无汗。邪被固于肌表分肉之间（腠理），内蕴成热，与皮毛相合，必增肺的负担，故呼吸粗大而迫促（风热束肺，或风寒化燥，肺气被郁）。此时，气血旺盛，受内蕴之热蒸腾，故脉搏充实洪大、强而有力。热内蕴则伤津液，故有口渴、舌干。胃为气血之海，必须有足够的津液以维持正常功能，胃阴减少必化燥化热，胃热上蒸于肺，肺为之散温而大量汗出，津液大量消耗故大渴引饮。热结胃肠而出现腹胀不大便，津液耗则小便黄热。热移下焦，肾阴被耗，则肾阴不能涵养肝木，肝阴易耗，肝热上冲，则头目胀热、视物晕闷。以上为一般的实证规律，但不必依次出现，也可错杂而现。这种由表入里、由上到下的传变，不管在哪一个阶段，前提是其正气未衰。

陆老认为，虚证即弱者患病，不论在哪一个阶段都表现为机能衰退的征象。初起卫气不固密，则有汗出，汗出则伤阴。脾肺气虚则呼吸浅短、气弱懒言、疲倦食少、脉弱或虚大或细涩，进而出现四肢厥逆、洞泄等脾胃机能衰退征象。

以上虚、实证是单纯的、典型的，也可实中有虚、虚中有实。但须分清以何者为主。

疾病发展到极端（终末期）改变了他们原有的现象（面貌）。"重阴必阳，重阳必阴"，但本质却未改变，如阴盛则格阳于外（或阴阳不相顺接），发生浮阳外越的假热象，而本质仍为寒、阴、虚，即"真寒假热"，反之阳盛极即现四肢厥冷（热厥）……真热假寒（中暑）。

3. 正邪斗争规律在治疗上的意义

了解正邪斗争规律，就能制定治疗原则。治病当以正气为本、邪气为标，总的精神是扶正祛邪。扶正提高了机体的抵抗力，对邪亦有消灭作用，除邪是避免对正气的虚耗。对实证而言，邪去正安；对虚证而言，扶正邪自去。实攻虚补，是基本原则。

大实证，攻宜急宜猛。大虚证，宜峻补（但兼顾胃气），以热补为主。回阳救脱，加强脾胃功能，保证水谷之吸收，促进正气恢复。即得谷则生，失谷则死；有胃气曰生，无胃气曰死。

偏实证，宜攻邪养正。此为实中有虚，实为主、虚为次，兼顾之。否则，单补则邪更实，单攻则正更虚。

偏虚证，宜补正除邪，以虚为主、邪为次。理同上。

表实，宜解表；表虚，宜调和营卫；里实，宜攻泄；里虚，宜温中；表里俱实，宜先解热，后攻里（表重于里），或先攻里，后解表（里重于表），或表里兼顾；表实里虚，宜重温里，辅以发表；表虚里实，宜攻里为重，固表为轻。

临床上，对正、邪在病程中的状况的判断，以及在治疗时采用攻、补、兼施之定夺，无不是以正邪斗争在病程中的规律为依据的。正邪贯穿于疾病的始终，掌握了正邪在疾病过程中的变化规律，也就掌握了对疾病诊断和治疗的基本法则。

三、重视八纲，细辨缓急

临证中，陆老始终提倡以八纲辨证为主，坚持对任何疾病以八纲进行辨析。首先应立足于辨证，辨证是治疗的前提，治疗以辨证为基础。辨证必须通过四诊审察病因，研究疾病的本质。要正确地求本审因，区分阴阳、虚实，就必须注重四诊，抓住疾病的主证，探求病因，从而在错综复杂的情况下，针对主证，找出疾病发生的本质，存真去伪，辨别虚实，分清邪正主次，把握虚实先后，才能辨证精确，治疗击中要害，有的放矢，才能事半功倍。

陆老在辨证方面积累了丰富的经验，常告诫学生："辨证是治疗的基础，其关键是要抓住主要证候，要辨清局部与整体的关系，辨明阴阳盛衰，要辨清正与邪的虚实，又要辨明标本轻重缓急。"

1. 注意局部与整体的关系

人是统一的有机体，脏腑相关，经络相连，气血相通。陆老认为，中医诊治疾病，应重视整体观念，局部病症可以影响整体，整体病变也可以影响局部。因此，临证时要全面考虑局部和整体的关系，不能注重一方却忽视另一方。

如对月经失调的辨证，仍遵循中医基础理论，以病机辨证为主。临床上常见虚寒、血热、虚热、气虚、血虚、肾虚、气郁、血瘀、痰湿等几种类型，各型全身症状和舌脉等表现，可因其他疾病的存在和影响而有显著差异，并可影响对月经病虚实寒热判断的准确性。所以说，各型月经病特征，虽各有特点，也不是绝对的。因此，对月经失调必须从整体来看，全面辨证，才能抓住其要害所在，如果只凭一二见证就作出诊断，易致差误。如妇科古籍中虽素有"先期为血热，后期为虚寒"之说，但并非一概如此。如虚热，应是先期，然临床上后期并不少见，故张景岳曾指出："所谓经早者，当以每月大概论；所谓血热者，当以通身藏象论。勿以素有不调而偶见先期者为早，勿以脉证无火而单以经早者为热。"况且，疾病的分类是一个粗糙的归纳，临床上证候错综复杂，可以几个类型、几种疾病同时并见，或先后出现，互相影响，或转变类型。所以，辨证求因，必须随时观察、注意全身情况，全面而细致地辨证，才能掌握病变的实质。

2. 注意正气与邪气的关系

疾病之所以发生，正气不足是根本原因；疾病发展转归，正气的盛衰起决定作用。所以，《内经》说："邪之所凑，其气必虚。""正气存内，邪不可干。"但我们不否认邪气亢盛在致病中是一个十分重要的因素，分清邪正主次，能更好地辨清疾病虚实。在疾病发展进程中，邪正是可以相互转化、制约的。要找出邪正矛盾的主要方面，须仔细询问、认真检查。如病后期，正虚为主，但不是绝对的，还要注意年龄、体质对疾病的影响等，故诊病必须细辨。如果只重病邪而不顾正气，施以妄攻，往往正气被伤而难复；如果邪实而妄补，则致留邪而伤正；七情致病，则贵调气、宽胸怀、疏血气，令其调达，切不可妄补。因此，医者治病，必审察正邪关系。

3. 注重疾病的标本缓急

病因为本，症状为标；正气为本，邪气为标。明确标本、轻重、缓急是选择治疗法则的基础。不明标本，不足以求因；不明标本，不足以审证；不明标本，不足以论治。一般来说，外感多实，然实中有虚；内伤多虚，然虚中有实。实有六淫、疫疠、气滞、痰湿、食积等，虚有阴阳气血之别，临床所见往往错综复杂，标本难明。要正确辨明标本、轻重、缓急，必须详细审察患者的每一个症状，了解每一个可能的致病因素，找出病因。

四、探病之本，整体辨治

陆老认为，辨证论治和审证求因的根本目的在于探求病之本，即病机。任何疾病在其发展过程中，都会出现一些症状和体征，这些反映于外的症状和体征，都属于疾病的现象，临证时要全面分析、综合判断、去伪存真，以抓住疾病的本质所在，进行理法方药的辨治。因此，对于决定和反映证候本质的因素，如病因、病位、病性及正邪关系，应当详加辨析。

辨病因，就是认识引起疾病的原因。任何疾病都是由致病因素引起的。致病因素分为外感病因，包括六淫及疫疠之邪；内伤病因，包括七情、饮食、劳倦、痰瘀、虫积、外伤、胎传等。由于病因不同，导致疾病的性质亦有所不同。如"诸痉项强，皆属于湿""诸暴强直，皆属于风""不得卧，卧则喘，是水气所客也"，皆属辨病因。

辨病位，就是辨明病生何处。病位是指疾病损伤所及的部位，有局部病变，有全身病变。就整体而言，病在皮肤、毛窍、肌肉、经络等为病在外，属表；病在脏腑、骨髓等组织器官为病在内，属里。病在表者，病位浅、病势轻；病在里者，病位深、病势重。

辨病性，就是辨认疾病的性质。张景岳云："万事皆有本，而治本之法，尤惟求本为首务，所谓本者，惟一而无两也。盖或因外感者，本于表；或因内伤者，本于里；或病热者，本于火也；或病冷者，本于寒也；邪有余者，本于实也；正不足者，本于虚也。……万病之本，只此表里寒热虚实六字而已。"在复杂多变的疾病中，如能抓住疾病的性质，则病本可求。

辨邪正关系。邪正关系是指疾病进程中，机体的正气与致病邪气之间相互斗争所发生的盛衰病理变化。在疾病过程中，邪正斗争的消长盛衰，也会影响疾病的转归。正盛邪退，则疾病趋向于好转而至痊愈；邪盛正衰，则疾病趋向于恶化，甚至死亡。

陆老在对寒证病机的认识上明确提出，寒邪伤阳，主要是伤及心肾之阳。心为君火，肾为相火，一为统摄之主，一为生成之源，二者相辅相成，合而使君相之火得以温煦全身脏腑经脉。基于此，陆老在对阳虚寒证的治疗上，常以鹿茸、鹿角、鹿角霜补其肾阳（命门）之体，以附片补其肾阳（相火）之用，以桂枝助其心阳（君火）之用。如此配伍使用，不仅可温阳助阳以散寒，且可使阳虚之体得以根本改善。

五、辨病辨证，中西互参

陆老在辨证施治中，最重视整体观念，十分强调从时令节气、地理区域、自然环境和人体禀赋等各方面的综合因素中对疾病加以分析。如他对外感热病，在伤寒与温病两种不同学说的区别中分析道：伤寒学说与温病学说，对外感热病的病理过程都认为外邪是由表入里，这一基本观点是相一致的。但在病因病机和辨证施治方面尚有其不同之处，在病因上，《伤寒论》指的多是感受风寒之邪引起的病变；温病学指的多为感受病邪中属于温热性质的所谓温邪。由于地理环境不同，北方、南方的气候表现不一，北方寒冷、南方暖湿，因而即使在相同的时令节气，所感之邪亦可各异，前者多偏寒邪，后者多偏热邪。在辨证方法上，《伤寒论》以六经辨证、脏腑辨证为主；温病学则以卫、气、营、血辨证为主，按临床证候的演变情况，结合八纲，分阶段辨证。在治疗上，《伤寒论》用桂枝汤；温病学用银翘散。此外，还不能忽视体质因素，北方人肌肤致密，南方人腠理疏懈。故北方人感冒多用麻、桂、羌、防；南方人多用银翘、桑菊之属。但这只是一个相对的现象，北方人入南方也可患南方时令病。他曾治一位来自北方的病人，到杭州以后，适值江南梅雨季节，气候潮闷，患者胸闷脘胀、不思纳食、肢体困倦、苔白厚腻而黏、脉濡。陆老认为，北人南迁，对气候变化尚不适应，易为湿困，故予芳香化湿、宣畅气机，数剂即愈。

他还十分重视脏与脏之间、脏与腑之间相互存在的内在联系。他在治疗胆道疾病时，就十分注意肝、胆、脾、胃等脏腑间的关系，由于肝与胆相表里，两经之脉皆循胁肋，治疗上应顾及"肝病及胆""胆病及肝"，而予"肝胆同治"。他把"胆囊炎"的病因病机归纳为"肝胆气滞，湿热蕴结"，并根据不同体质、受邪轻重，简分为"热重于湿"与"湿重于热"两型。对热重于湿者，一般采用少阳、阳明合治，以大柴胡汤、茵陈蒿汤泄热通腑、疏肝利胆为主。若出现苔白滑厚腻、口淡而苦、口干不喜饮、泛恶、腹胀、大便烂者，乃湿阻中焦，肝胆气滞，属少阳、太阴合病，一般用苍术、草果、厚朴、柴胡、木香、枳壳、川连、吴萸、黄芩、郁金等温运化湿、疏利肝胆，酌佐清热之味。陆老在胆病证治中常说：六腑以通为顺，只能指热重于湿之少阳阳明、腑腑合病而言；对湿重于热之少阳太阴、腑脏合病，治疗不宜通腑，应从温化宣畅着手，此即古人所谓同病异治耳。

中医的辨证施治，对已出现发病状态的诊断治疗的确具有相应的一套丰富的证治手段，但随着科学技术的发展，中医已认识到仅仅用望、闻、问、切四诊方法收集诊断资料，对许多疾病难以深入研究和揭示机体内部的具体内容。因此，陆老认为，借助于现代医学手段，包括生化学、影像学、细胞学、组织学等先进检测方法，来丰富中医诊断疾病的手段，有益于中医学继承和发展。一些疾病（如肿瘤、无症状肝炎、肾炎、心肌炎等）在早期缺少自觉症状的阶段，通过现代科学检测手段，可发现疾病已明确且客观地存在着。故要明察秋毫，即应不失时机地进行微观辨证，积极采取预见性的治疗措施，以控制和截阻疾病向纵深发展。他还认为，早在几千年以前，《内经》就提出"上工救其萌芽……下工救其已成、救其已败"的观点，已具有"治未病"的思想和"既病防变"的指导原则。在疾病尚处于隐匿期，或一脏有病可能累及他脏之前，进行防治。叶天士《外感温热篇》"务在先安未受邪之地"的思想，体现了未病先治的早期治疗意义。

陆老在临床诊治中，一方面以中医传统理论指导实践；另一方面借鉴现代医疗仪器的检查结果，以及现代医学的理论进行微观辨证。如对手术后粘连腹痛的证治，陆老在辨证中，则以疾病的必然演变规律为法度，以手术后的时间长短为准则，认为病程短者为有热，病程较长者为气滞，病程久者为有瘀。虽然在四诊辨证中可能没有典型的热象、明显的气滞和瘀血的指征，但他凭着临床经验，以微观辨证方法和获得的预见性疗效反证了该病发展的一般规律。同样，陆老在诊治一位长期运用清肝疏理药后 SGPT 持续不降的肝炎患者时，运用了肝病传脾、凉药伤胃、久病入血多瘀的辨证思路，尽管外观证候无明显的脾湿与瘀血征象，但陆老从微观辨证的角度，针对其详尽的病史，采用健脾化湿、活血行瘀的整体调节疗法，达到"扶土抑木""血行气畅"之目的。又如一位"胃肠蛋白丢失综合征"罕见病例，长期低蛋白血症，依赖每周输注白蛋白和用法莫替丁、654-2，以及益气养血、滋阴利水中药后，病情无明显起色的情况。从整体辨证上，识别其舌质红、苔少而光的征象，是因为较长时间服用抑制腺体分泌类药物所致，予以去伪存真，并抓住其面色少华、语音低弱、下肢浮肿、大便稀等气虚的本质；在微观辨证上，则针对该病的特异病因，采纳现代医学运用抑制腺体分泌、减少蛋白漏出的治疗方法，强调了局部与整体的因果关系，即局部的蛋白丢失使其整体逐渐呈现出气虚的征象，而气虚日益发展，不能摄纳，则进一步使蛋白丢失更加严重。故宏观微观结合、整体局部并重，遂以大补元气、益气敛塞法并进。此期间停止了白蛋白的输注和西药法莫替丁、654-2 的服用，仅用中药一月余，口干少津现象消失，血清总蛋白非但未下降，反有所上升，下肢浮肿亦明显消退，精神及整体生活质量均有不同程度的好转。陆老合理地运用现代医学知识，阐明该证的具体机制，从而提高了疗效。

当前，我国医学已进入了中医、西医、中西医结合并存的时代。三种医学模式相互影响、相互渗透，使中医辨证论治的理论有了新的发展。辨证论治的方法已由以宏观为主体，发展为宏观与微观并重，由单纯辨中医之证，发展到辨中医之证与西医之病并重。对此，陆老主张，在医疗实践中，中医要与现代医学科学相结合，倡导用先进科学技术、仪器武装中医，认为许多疾病，只有明确诊断，才能采取正确无误的治疗措施。临证时，既要掌握用中医四诊辨中医之证，又要学会运用现代诊疗手段和技术辨西医之病，要擅长取二者之长，为我所用，以扩大中医的研究范围，促进中医学术的发展。具体而言，应注意以下两个方面：

1. 宏观结合微观

中医通过四诊收集临床资料进行辨证，从而确定相应治法，这就决定中医对疾病的认识偏重于宏观临床表现，而对微观病理改变认识不足。但是临床上的一些疾病，现代医学检查发现其微观病理变化已经十分严重，而其临床表现却十分轻微，有时甚至无任何异常临床表现，即所谓"无证可辨"，从而延误疾病治疗。如果能够借助西医先进的检测手段，便能对疾病微观病理变化有透彻了解，从而做到宏观与微观相结合。如冠状动脉粥样硬化性心脏病，冠脉造影检查发现粥样斑块已严重堵塞而临床常常表现为心悸、胸闷、气短乏力，没有明显的胸痛，或有时仅有轻微的疼痛。这时，如辨证为心气虚，或心阳虚，采用相应治法，则往往效果欠佳。但如果能结合微观病理改变，辨证为心气虚，或心阳虚，兼有浊阻血瘀，加用活血化浊药，则能有效改善心肌缺血状态，效果明显。

2. 全身结合局部

西药偏重于针对疾病局部病理改变进行治疗，而在全身机能调节上尚嫌不足；中医则偏重于改善整体机能，而缺乏具有较强针对性的治疗手段，二者各有所长。治疗上不具备较强的针对性，则不能有效阻止病情的发展；而不重视改善全身机能，提高全身抵抗力，疾病则不易康复，故临床上应注意全身与局部相结合。以治疗老年肺炎为例，如只针对细菌感染的病因而一味清热解毒，或运用抗生素治疗，则很难迅速取效。此时，若针对老年人正气不足，邪易伤正而佐以益气养阴治疗，往往会缩短疗程，预后良好。

陆老在临证中多辨证与辨病相结合，运用双重诊断以确诊，使传统方法与现代科学方法有机结合，从而更有利于明确诊断，处方遣药，不断提高疗效。

六、用药精专，知常达变

陆老临证 50 余载，有丰富的临床经验，其中尤为注重对方药的精通和妙用。临证遣方用药以思路清晰、法度严明、用药精专而见长。同时，以识方全面、用方灵活、调方有度而取得较好的临床疗效。他认为，全面地认识方药和熟练地掌握方药是临证取胜的重要环节。因此，数十年来，他始终孜孜不倦地精研医典，对《伤寒论》《金匮要略》《本草纲目》《温病条辨》等书学习至深，临床时，常运用自如。例如，用奔豚汤治疗心悸胸痹，以五苓散、防己黄芪汤治疗肾炎水肿，以三仁汤治疗无名低热，以乌梅丸治疗寒热错杂之腹泻，以百合地黄汤治疗情志病等，均取得较好疗效。

在用方时，他主张以灵活准确为原则，以有方有药为前提，方以法立，方以法转，反对那种不明君臣佐使，东拼西凑，杂乱无章的盲目用药方法。另外，善于化裁古方，也是陆老用方的一大特色。陆老认为，古方是前贤临证经验的总结和宝贵遗产，其配伍和剂量均有其科学性，如果与病证相契合，不宜大增大减。因为，随意加减使原方面目全非，混淆了原方自身配伍的规律性，则会主治不明。而对于在疾病过程中出现的变证，应当迅速抓住证候特点，果断变更方药，再立新意。

诊余趣闻

川派中医药名家系列丛书

陆干甫

一、桌上茶杯有故事

人生最幸福的事情并不是做多大的官、有多大权势，也不是有多少财富、多少金钱，而是在成长的道路上遇到好老师，并得到好老师的教诲和指点。

1968 年 9 月，陆老的学生谢克庆学完中医内科、外科、妇科、儿科、眼科和针灸学等临床课程后，进入临床实习。当时正值"文革"时期，学校停课，工厂停产。医院天天开门应诊，病员看病不再挂号，坐诊老师直接向病员收钱扯票。一张门诊号只要七分钱，账不对要医生自己赔钱，所以常常顾此失彼，手忙脚乱。所有医生都不准戴口罩，说是上面有指示，戴口罩会和人民隔离开来，脱离群众。因此，任何医生都不准戴口罩，用自己的本来面目面对群众，才能和群众站在一起，打成一片。再如，最高指示说，"书读得越多越蠢"，许多老专家被看成"资产阶级反动权威"而被打倒了，让不少年轻护士或工勤人员上几天培训班，就穿上白大褂，坐在诊断室应诊。还有，一张处方笺，只能拣一两剂药，三剂都不行，如此等等。谢克庆就是在这种古怪的形势下到附院去实习的，学不学得到东西，心中实在无数。他这种顾虑，到附属医院第一天上午，一接触带习老师就打消了。原因很简单。他遇到了陆老。

陆老是他的第一位带习老师，那时陆老坐在第一诊室应诊。陆老让他坐下后，就开门见山，直奔主题。陆老说："当医生责任重大，人命关天，辨证施治，一要理论指导，二要临床经验支撑。你来实习，欢迎你。但要坚持常来，不能三天打鱼，两天晒网。你能办到吗？"看到陆老严肃的表情，谢克庆感觉到他对培养实习学生的高度责任感。他庆幸自己真的遇到了好老师，于是斩钉截铁地说："能！"老师听了以后，立即把一个大约 20cm 长的小木盒递到他的手中，吩咐道："好，现在由你负责，开始挂号。每号七分，按先后次序，挂满 40 号为止。"但是 40 号满足不了病人的需求，常常有病人要求加号，有时候要加四五十个号，陆老总是有求必应，尽量满足病人的要求。按照医院的作息时间表，上午上班时间是 8 点到 12 点，下午是 2 点到 6 点，但老师总是 7 点就上班，往往一直忙到七八点钟才下班。一上班看起病来就忙得不亦乐乎，除了口干舌燥时喝一口桌上茶杯中的茉莉花茶润润喉咙，连站起来伸伸腰、下楼方便一下的时间都没有。他知道，老师不是用豪言壮语，而是用实际行动践行白衣天使完全、彻底为人民服务的神圣职责。一天下午诊务结束之后，谢克庆和陆老一同打扫诊室。当他倒掉陆老杯中的茶渣清洗时，发现陆老的细瓷茶杯口沿上居然有一道向下的裂痕。当时想：像老师这么有名气的大医生，怎么能在诊室使用一只破损的杯子呢。于是向老师表示要给老师买一只好杯子。老师说："克庆啊，你别费心，这只杯子不能换。天天在诊室使用的这只杯子里面有故事。几年前我把这杯子拿来时，它原本是完好的，一次因为不小心，把它碰了一下，使它滚落到地板上，还好，它没有完全被摔碎，只是口沿被摔裂一条细缝，不漏水，杯子还能用，所以让它继续放在诊断桌上，天天看到它，天天用它。因为这一摔，有极其强烈的震撼和警示。这就是：每一个人的身体都像一只茶杯，健康的身体就像好茶杯。好茶杯不小心摔在地上就可能打碎或破损，健康的身体不知道爱惜也会遭难或生病。不小心把好茶杯摔成了带痕迹的破损茶杯，只要加倍爱惜它，让它不再遭受伤害，它还能使用很久。若麻痹大意，破罐子破摔，使它再遭受伤害，它就会彻底毁灭。其实，每一个患病之人都像受过伤害的杯子。只不过摔坏的杯子可以弃之不要，而人的生命却只有一次，躯体没有备份啊！"陆老看他听的专注，并小心翼翼地将揩拭干净的杯子放回原处，于是接着说："我年轻时候身体很好，性格开朗，精力充沛，自认为本钱雄厚，无恐，琴棋书画烟酒茶样样都来，加上诊务繁忙，社会活动又多，把熬夜当成家常便饭，终于在有一天出了大事。在台子上讲话，突然昏厥倒地，不省人事。等我睁开眼睛时，已经躺在医院的病床上。家属说我昏过去时脉搏只有一分钟 28 次，幸好大家都懂医，病房又离得近，措施果断及时，才把我抢救过来。那时我才 30 多岁，医生说我得的是冠状动脉粥样硬化。我那次将杯子端过去用，昏迷时肘部把它扫到地板上打裂了。家人见它还能用，就拿回家。这茶杯是因为我才残破了，但我和杯子可以说是同甘苦、共患难啊。我病愈上班之后，又把它请回诊室，让它天天提醒我，有病的身体再也受不得伤害，就像这只有伤痕的杯子再也经受不起磕碰一样。健康之躯需要保养，有病之身更应当加倍爱惜和调养啊是。"陆老的这段话，已经对谢克庆说过了 40 多年，但他至今记忆犹新，印象深刻。后来，他把老师这番话概括成"陆氏伤痕茶杯养生理论"反复宣传，即自己身体成长过程都只有一次，对生命和身体，必须加以珍爱，千万不要使其受到伤害。万一不小心伤及生命和身体，则一定要杜绝重复伤害。如果不加注意，那将后患无穷，万劫不复。这就是陆老诊断桌上茶杯的真实故事。

二、治病就得担风险

在附院实习期间，谢克庆曾请陆老为父亲治过病。父亲从1959年起就患了肝病。他先后在好几个医院多方求治，都未取得明显效果。当他到陆老处实习内科时，父亲的病情已经发展到肝硬化腹水、肝脾肿大、全身消瘦、面目浮肿、色如瓦灰，连走路都十分困难。一次下班前他向老师汇报了父亲的病情和家庭面临的困境。老师听完以后，明确地说："你父亲的病可以治，不过要冒点风险，看他愿不愿意。"他赶快回家给父母报信，二老听了很高兴。于是约好时间在老师休息时，到他家中去看病。落座之后，老师先翻阅了父亲以前的化验报告、检查单、处方笺，又仔细观察了气色和舌苔，切按了脉象，然后说道：谢伯伯（按成都人的习惯，用自己儿女的口气招呼学生的家长），你的病得的时间太长，检验单上写得很清楚，肝硬化、蛋白倒置，腹水生成，转氨酶又高，说明肝郁气滞血瘀得厉害，同时肠胃功能也受到损害，所以面色晦暗，又出现肝掌（双手大小鱼际红紫）。治疗肝病需要活血化瘀，瘀血不去，无以生新。不过活血化瘀有一定危险性，你愿意冒一点风险吗？父亲听后激动地说："我是当兵的出身，过去一起参军的战友，绝大多数都牺牲了，我比他们已经多活了几十年。我的病就怕没法治，现在老师肯治，担点风险怕什么，良药苦口利于病嘛。"陆老听到病人愿意积极配合，于是提笔一挥而就，写出如下处方：

柴胡 10g	白芍 30g	当归 10g	丹参 15g
乳香 10g	没药 10g	甲珠 10g	木香 10g
白蔻仁 15g	厚朴 10g	茯苓 20g	白术 10g
冬瓜皮 30g			

以上13味，水煎服，一日3次，饭后服。嘱服30剂，1个月之后复诊。

父亲服药30剂后，胁肋疼痛减轻，腹水明显减少，双手肝掌之色渐浅，信心大增，到附院自己挂号，排队等候，到诊室请陆老复诊。陆老看到病人症状

明显改善，精神面貌大为改观，在认真问证切脉之后，将上方稍作加减，处方
如下：

柴胡 10g	白芍 30g	当归 10g	丹参 15g
木香 10g	姜药 15g	川芎 10g	红花 10g
白蔻仁 10g	厚朴 10g	茯苓 20g	白术 10g
山药 20g			

以上 13 味，10 剂为一料，将药物放入不锈钢锅或铜器内，加清水适量，文
火煎煮，熬开半小时后，倒出药汁，再加适量水煎煮，熬开半小时后，再倒出
药汁。又加水煎煮取汁，如是者三。然后倒掉药渣，清洗干净熬药器皿，再将
三次收集的药汁倾倒于器皿内，加热煎煮浓缩。待浓缩至原液的六成左右时，
加入等量蜂蜜，煮沸之后，熄火，去泡，移至阴凉处静置。待其冷却之后，倒
入有盖的瓷罐或有塞子的玻璃瓶中妥善保存。日服 3 次，每次 1 ~ 2 汤匙（约
30 ~ 50mL），饭后半小时服。一料药材熬制成的药汁，加入蜂蜜制成口服液后，
也可以分为 10 份，每份正好是一剂药的剂量，分 3 次服。这种自制的口服液，
谢克庆协助母亲，为父亲制作了很多次，中间虽然又请陆老复诊过好几次，但主
方的框架始终没有改变过。陆老虽然告诉父亲治病服药可能会遇到风险，但父亲
在积极配合治疗，认真按时服药的两年多时间里，一直感觉病情日渐减轻，并且
相当安全。到 1971 年 4 月，父亲到医院检查肝功，肝已变软不再肿大，肝功已
经完全恢复正常。父亲回家将结果告知母亲与弟妹，全家感激老师高恩大德。后
来我问陆老当初为何向父亲强调治病风险。陆老说，肝硬化是肝病晚期，气滞血
瘀已久，脏器内壁和血管组织都会发生严重的病理改变，局部还可能出现特别薄
弱的环节，比如门静脉高压随时都有大出血的可能，险情是存在的。采用活血化
瘀的方药治疗肝硬化，既可以祛瘀以生新，也有可能不慎触碰到某个薄弱部位出
现意外。为了把风险降到最低，陆老采取了两个措施：一是根据仲景"见肝之病，
知肝传脾，当先实脾"的理论，在使用活血化瘀力量强大的药物的同时，选用茯
苓、白术、山药、白蔻仁、厚朴、木香等扶脾理气药予以辅助与支撑；二是告诉
病员早有思想准备，万一发生意外，不要惊慌失措，而是要沉着应对，及时采取
补救措施，把损失降到最低。你父亲的病情好得这样快和彻底，除了药物的作用
之外，还得益于他乐观豁达的性格和坚信不疑认真服药的定力。

三、大河无水为哪般

　　1969 冬天，一个寒冷的夜晚，谢克庆的妹妹跑来学校，到男生宿舍找到他，气喘吁吁地说："哥，爸妈让你赶紧回去，家里有急事。"看妹妹满头大汗，一脸急切之情，连忙简单收拾一下书籍和实习笔记，一路小跑赶回家。回家开门看到父母正陪着一位叔叔焦虑地等待着他回家。看到妹妹陪他回来了，父亲立刻对叔叔说："老刘，我儿子回来了，我们快到你家看看，大家想个办法。"他父亲得过肝硬化，病情很严重，经过陆老精心治疗，使他重获新生，从此对中医坚信不疑，并特别热衷于替病人介绍医生。来克庆家这位叔叔姓刘，他和他的妻子罗阿姨都是父亲的同事。罗阿姨近几年身体日渐消瘦，经常生病。当天上午，她到医院看病。医生看她骨瘦如柴、弱不禁风、肌肤甲错，又已闭经好几个月，于是告诉她：她得的病叫肝血痨。问及预后，医生说最多也只能活 5 年。罗阿姨当时虽然已经 38 岁，但因为结婚晚，小孩只有 4 岁，想到不等儿子长大自己就要告别人世，于是顿生恐惧，也不等医生处方，就跑回家中痛哭不止。老刘下班见状，问了好久，她才告知内情。老刘一听也慌了神，于是让老母守住妻子，自己跑到我家中讨主意。于是克庆父亲让妹妹喊他回家，跟他们到东珠市巷病人家里去探视。望闻问切和书写病历之后，谢克庆安慰病人说："闭经是事实，是不是肝血痨，还不敢确定。即使是肝血痨，一个医生治不好，也不等于其他医生没办法。你看我父亲，原来病得多凶险啊，找了那么多医生治了好久都不见效，后来找到陆老治疗，这不好了吗？父亲现在不但自己好了，还叫我来，大家一起帮你想办法。你还没有见过陆老，怎么就绝望呢？明天我就去找老师讨处方。你就等好消息吧。"听完话，病人冷静下来，不但停止了哭泣，还下得床来，和她丈夫把克庆父子送出大门外。

　　第二天，谢克庆在附院请教陆老。陆老仔细看过病历后问道："克庆，北门大河为什么没有水？"他听了起初很诧异。老师说："你别大惊小怪，我问什么你答什么好了。"于是他回答："不到清明节，都江堰没有开闸。"陆老问："还有原因吗？"谢克庆思考之后，说："久旱无雨，岷江水源干涸，开闸也放不出水来。"陆老听后，脸上露出笑容，和蔼地说："克庆，你找我干什么，你自己就可以给病人治好她的病。"他听后，茫然不解。陆老解释说："治疗闭经要区别虚实。你看，病人已经找过好几位医生看病，让病员吃了那么多大黄、䗪虫、水蛭、甲珠、三棱、莪术、乳香、没药、红花、桃仁之类活血破瘀，仍然无效，还弄得病人肌肤甲错，骨瘦如柴，可见开闸放水之法行不通。此法不通，怎么办呢？"陆老一席话，使他茅塞顿开，恍然大悟。怪不得陆老说可以给病人治疗，因为河中无水也可能是久旱无雨。陆老已经暗示出治疗此病应当采用大补气血以旺化源之法。于是以十全大补汤为基础方，略为加减，处方如下：

人参 10g	肉桂 9g	熟地黄 20g	当归 15g
白芍 30g	黄芪 30g	白术 10g	茯苓 20g
炙甘草 15g	川芎 10g	黄精 15g	生姜 6g
大枣 4 枚			

书写毕，陆老加上益母草 30g，阿胶 10g，砂仁 10g，签上姓名，交病人服用。病人服用 14 剂后，月经复潮。病人喜出望外，到附院请老师复诊。老师说："你只服了 14 剂中药，月经即来，证明你的病证不属于肝血瘀。但月经来了，不等于病症全好了，还有量多量少、颜色和周期问题，还需要继续治疗、调理和将息。"之后，老师使用归脾汤等方加减，精心为病人治疗、调理半年左右，病人完全康复。经多次追访，病人 50 岁才进入更年期，今年已经 83 岁。说起陆老，她总是感激不尽。陆老常常提到遇到疑难杂症，千万不要对病人轻言生死，以免造成恐慌，引发意外。

四、治咳平喘三部曲

1968 年冬天，寒冷潮湿，无论是中老年人，还是儿童，患感冒咳喘的人特别多，在到中医附院看病的患者中，所占比例很大。一个星期六下午，天下着雨，又刮着风，看完最后一个病人后，陆老叫几位实习同学围坐在诊断桌前听他讲课。陆老说："成都因为位居四川盆地中心，四面是山，地势高峻，而市区平坦，地势低矮，加上一年四季潮润多湿，这就造成了成都人体质大多属于痰湿类型。为什么成都人特别爱吃麻辣味呢？因为辛辣之品如花椒、海椒等，都可以燥湿温中、散寒止痛。这是成都人的饮食习惯，也是用食疗实现自我保健的上佳选择。"

还说：成都是一个休闲城市，生活在这里的居民大多讲究从容不迫的慢节奏，慢条斯理，特别讲究吃得舒服，活动量又不够，所以造成痰饮和咳嗽气喘的人更多。气喘咳嗽都属于上呼吸道肺系疾病，如气管炎、支气管炎、肺气肿、肺心病都有咳嗽气喘的症状。祖父景庭先生、父亲陆仲鹤和他，三代人诊治、研究这类病症几十年，把痰湿咳喘这类疾病分为三个阶段，分别拟定了三个基础方，对应治疗。

第一个处方：苏梗、杏仁、瓜壳、法半夏、茯苓、浙贝、竹茹、陈皮、生姜、甘草。

此方为治疗咳嗽痰饮之基础方。咳嗽、咯痰不爽，痰多或咳白色泡沫痰，不咳则气平，咯痰则气促，脘闷不适，纳食减少，口干而不思饮，二便如常，舌白苔滑腻，脉濡。此为脾虚肺实，治以温脾利肺，故用上方。方中苏梗、茯苓、生姜温中行气、暖脾利湿宽中。心悸，加远志、柏子仁。痰湿咳嗽，大多是脾虚不运水湿而成痰。因为脾为生痰之源，肺为贮痰之器。痰湿咳嗽哮喘，多数为肺脾阳虚引起，故宜温化。此证在临床上大多见于气管炎、支气管炎，当然，轻度肺气肿咳嗽痰多也可以使用本方加减化裁来治疗。

如果气管炎、支气管炎，咳嗽气喘，久治不愈，影响到肺功能，成为肺气肿。出现咳而痰多，咯痰不利，气短不足以息，胸闷，静则气涌，动则气促，溲频量少，便急不畅，舌红苔黄腻，或白厚浊，脉浮数虚大，或弦数滑见于浮部者。此为脾肺阳气俱虚，痰湿内蕴，为上证之恶化者，改用下方。

第二个基础方：海蛤粉、葶苈子、炮姜、肉桂、云苓、法半夏、全瓜蒌、苏子、薤白、化红、北细辛、炙甘草。

方中肉桂、炮姜、细辛、薤白、苏子、化红温化痰饮、止咳平喘；海蛤粉、葶苈子、全瓜蒌泻肺平喘、软坚散结；云苓健脾渗湿、宁心安神；甘草润肺止咳、调和诸药。共同起到温里散寒、化痰除湿、止咳平喘之功。有化燥者，去肉桂、炮姜，加竹茹、浙贝、黄芩。大便不利者，亦去肉桂、干姜，加莱菔子、冬瓜仁。

如果咳嗽、气喘反复发作，经年不愈，数十年之后，出现咳喘不甚，但心悸、怔忡，口唇乌紫，指端青紫，指如鼓槌（杵状指），桶状胸，面色晦暗，呼吸急促，稍动则气喘不止，气短不续，语言颤斗，抬肩而息，面目浮肿，四肢水肿，腹部胀满，大小便不利，舌质紫绛，舌苔厚腻或无苔，脉浮数鼓指或细数而沉。此脾肾阳虚，肺气虚惫，水邪泛滥所致，肺源性心脏病即是此证，宜用下方。

第三个基础方：附片（先煎）、肉桂、炮姜、焦白术、白芥子、莱菔子、葶苈子、茯苓皮、海桐皮、远志、化红、薏苡仁。

方中附片、肉桂、炮姜温肾纳气、温阳利水、振奋心阳；焦白术、茯苓皮海桐皮、车前子健脾利湿、利水消肿；白芥子、莱菔子、葶苈子化红温化痰饮、降气镇咳；远志祛痰开窍、宁心安神。以上 12 味共起温阳纳气、通阳利水，扶脾益肺、止咳平喘之功。

以上是由于痰饮造成的咳嗽气喘的三个阶段（初期、中期、后期。或曰气管炎、支气管炎阶段，支气管炎、肺气肿阶段，肺气肿、肺心病阶段）病变处理的治疗大法。咳喘初期，病症较轻，治宜健脾宣肺、化痰利湿、止咳平喘，采用第一原方，或对症略加化裁即可；如果咳喘日久不愈，病症深入发展，由支气管炎向肺气肿方向发展。此时若使用第一方，药轻病重，很难收到显效，必须改用第二个基础方。第二方虽为第一方加减化裁而来，但较第一方有两点重要变化：一是加入了肉桂、炮姜，增加了补火助阳、温肺化饮的力量；二是使用了海蛤粉、葶苈子等泻肺平喘、化痰散结作用强大的药物，使第二个处方止咳平喘、温肺化痰力量更强。咳嗽、哮喘反复发作，迁延既久，又没有得到及时有效的治疗，发展到最后，就成为肺心病。治疗肺心病咳喘、心悸，必须使用第三个基础方。第三方和第二方最明显的区分，就是第三方加用了振奋肾阳、心阳与命门之火的附片，宣肺平喘、祛痰止咳。肺心病水液代谢失常，行水必先化气，化气必先温阳，温阳必须补肾。补肾必用附子，也可以加用鹿角片、补骨脂等以固下元。行水为治标，治标也可选用车前子、郁李仁、白黑牵牛子、猪苓、泽泻等。水肿甚时，治标也很重要，但利水消肿的应用，既要大胆，又应慎重，必须十分考究。因为扶阳是行水的前提，行水是扶阳的手段，合理使用二法，才会取得效果。

陆老强调，治疗咳嗽、气喘，特别是医治肺气肿或肺心病，温化寒痰为基本治疗方法。要少用或基本不用石膏、板蓝根、大青叶、黄连、黄柏等凉药。因为肺气肿、肺心病阶段，一般不会出现热证，即使偶尔出现一些热象，也是虚热、假热，用一点青蒿、白薇、黄芩、知母之类即可，不能当成实热而使用大剂量凉药。若误用寒凉，必然造成严重后果。

川派中医药名家系列丛书

学术传承

陆干甫

一、谢克庆经验

谢克庆于 1964 年 9 月考入成都中医学院医学系开始学习中医。有幸跟随名医陆老学习内科。陆老把陆家三代宝贵经验传授予他，使其感激不尽，受益殊深。在此后数十年的从教执医岁月里，他不但把陆老奉为尊敬的恩师，而且经常用陆老医学思想与理论来指导其临床实践。下面略举数例，以证学有所得。

罗某，女，38 岁。

闭经数月，身体羸瘦，肌肤甲错。门诊就医，医用三棱、莪术、乳香、没药、甲珠、虻虫、䗪虫之类予以破血逐瘀，屡攻不效。医言如此顽症无方可用，此肝血瘵也，回去好好将息，尚可再活几年。

现症见头发枯黄，面容苍老，似近花甲，脉缓无力，舌红无苔，羸瘦骨立，肌肤甲错，双下肢干枯形如蛇蜕，失眠多梦，二便正常，闭经数月，少腹时痛喜按。谢克庆记好了病历，嘱病员暂且回家去等候处方。将记录的病案呈送恩师陆老审阅。陆老看过之后，问：岷江何以无水？答：大河无水，是上游没有开闸。陆老又问：还有呢？思索再三，说：连日无雨，上源干旱，下游也会无水。陆老曰：你去看看病员服过的处方，当知下一步该怎么治疗。于是他当即赶往罗某的住处，查看了所有处方，尽用破血逐瘀之法，开闸既然无效，遂改用温阳益气、滋阴补血之法以治之，方用十全大补汤加减。

处方：

制附子 30g	上官桂 10g	熟地 30g	山萸肉 30g
怀山药 30g	云茯苓 20g	丹皮 10g	泽泻 10g
秦当归 15g	炙甘草 15g	补骨脂 15g	女贞子 15g

病员连服 14 剂，月事始下，喜出望外，前来陆老处复诊。再用和剂予以调理，半年以后康复如初。

谢公。1978 年 2 月 4 日初诊。

患者于春节前 3 日患病。因出差在外，感冒发热数日未能及时就医，回成都后突发高烧，达 40.3℃。

症见恶寒发热，寒热往来，额汗如油，体若燔炭，而下肢厥冷如冰，脉浮数，口干，舌苔黄黑而起芒刺。问于恩师，师曰：此太阳少阳合病，病邪尚在气分，未犯营卫，法宜二阳双解、清热利湿、益气生津，方用银翘柴胡汤加减也。

处方：

银花 15g	连翘 15g	柴胡 10g	黄芩 10g
桑叶 15g	人参 10g	法夏 10g	豆卷 30g
佩兰 15g	藿香 15g	荆芥 10g	甘草 10g

上方服 1 剂，温度降至 37.5℃，诸症悉解，惟口渴咽干仍在。嘱家属停服上方，改用食疗。用梨 10 斤，削梨让谢公细嚼慢咽，又以梨皮、梨核煮汁让其口服。凡二日，梨食尽，汁服五六次，病员完全恢复健康，体温、舌脉均已正常，于是全家欢天喜地，高高兴兴过起年来。

此案中额汗如油，是湿邪蒙蔽清窍，遇高热溢出而致，故用藿香、佩兰、豆卷芳香化湿、清热利湿而获显效。

李根，男，48 岁。

长期在野外工作，风餐露宿，忍饥受饿，条件异常艰苦。10 多年前在出差途中曾感受风寒，出现头项强痛、发烧恶寒、咳嗽气喘等症状，经服用解表药，感冒治愈，但落下头痛病根。头痛时重时轻，经多方医治，并未好转。3 年前发展成偏头痛。发作时头痛如劈、恶心欲吐，缓解后一如常人。近来发作频繁，程度加重，不堪其苦。

诊见病员形体偏瘦，面部表情痛苦，舌红苔黄，脉沉细弦，大便干燥，小便短赤，心烦多梦。此为风邪郁久化热上扰清空，故现头痛；邪热化燥伤津而大便秘结、小便短赤；热扰神明而心烦多梦；舌红苔黄属于热象。脉细沉弦是热伤气血疼痛之征。治宜平肝息风、清营凉血、和络止痛。方用天麻钩藤饮合四物汤加减。

处方：

天麻 10g	钩藤 15g	山栀 10g	黄芩 10g
丹皮 10g	桑叶 15g	杜仲 10g	白芍 10g
牛膝 10g	当归 10g	生地 15g	益母草 30g
知母 10g	郁金 10g	川芎 12g	夜交藤 15g

上方服 6 剂。除睡眠略有改善外，诸症未减。

二诊时原方去生地、郁金、桑叶、山栀，加龙骨、牡蛎、夏枯草。病员又服 8 剂，偏头痛仍无明显减轻。于是求教于陆老，陆老以《内经》久病入络相告，教加用活血药入络搜风之法。

病员三诊之时，在原方中加入蜈蚣 1 条，白僵蚕 15g，全蝎 10g，乌梢蛇 20g，病员连服 10 剂，头痛减轻。复服 20 余剂而诸症状消失。

通过这则病案，受到启发：凡是久治不愈的疼痛、无论头痛、项背痛、还是胁肋痛、腰腿痛，都可以使用动物药，入络搜风、活血化瘀、通窍止痛，往往会收到很好的效果。

曹某，男，44 岁。

病员自述从 4 岁起即患腹泻，现已患病 40 年，腹泻不已，不能自控，目前又有所加重，以至于不敢出差，不敢乘车远行，不敢参加朋友聚会。不时腹泻让他失去生活的信心和参加集体活动的兴趣。春节临近，心中大怖，经朋友介绍，来此就诊。他原本是北方人，参军后到四川当兵，转业后到成都工作。因为腹泻，不敢出勤野外，更不敢到外地出差，甚至都不能回北方探望父母。

诊见面色萎黄带黑而乏光泽，口唇淡无血色，舌质胖嫩，舌面少苔，脉沉细乏力。小便清长，大便溏泻，此是关门失司，约束无力所致也。

辨证属脾肾阳虚，命门之火不能温煦脾土，脾失健运导致慢性腹泻。命门之火不旺，不足以温煦脾土，脾土不温，运化失司，不足以升清降浊而泄泻也。治宜温补脾肾、补中益气、燥湿健胃、固涩止泻。方用附子理中汤合补中益气汤加减。

处方：

制附片 30g	焦白术 15g	干姜 10g	云苓 20g
柴胡 10g	潞党参 15g	生黄芪 20g	陈皮 10g
升麻 10g	白扁豆 20g	怀山药 20g	炙甘草 10g
芡实 30g			

上方嘱服 12 剂。嘱附片先煎 2 小时，再纳诸药共煎取汁，饭后半小时服，日 3 次。病员依法服用 20 剂，诸症悉减，仍有腹泻。

二诊嘱守方不移，上方酌加白芍、苡仁增补血活血、健脾利湿之力。嘱服

12 ~ 20 剂。

病员依方再服用 30 剂，腹泻渐止，面色渐转红润，口唇之色鲜活，舌苔薄白无齿痕，脉细沉，说话语调清晰，只是不够有力。病员自以为病情痊愈，想出远门找一下潇洒的感觉，遂到外省出差。一路平安，喜不自禁，返回时在机场购美酒畅饮，谁知一上飞机就腹泻，弄得十分狼狈。到成都后第一时间就上门求诊。用温中补气、醒酒止泻之法，以补中益气汤合痛泻要方加减治之。处方：

柴胡 10g	葛根 20g	焦白术 10g	干姜 10g
党参 15g	云苓 20g	陈皮 10g	法夏 10g
升麻 10g	莱菔子 20g	山药 30g	藿香 10g
白芍 20g	防风 10g		

病员服上方 2 剂而止泻。复进甘温淡渗之品以和之。病员前后服药数十剂，慢性腹泻终于得到根治。后病员身体健康，旧病未再复发。

江某，女，29 岁。

结婚 6 年，3 年前月经量骤然增多，每月淅沥漏下 10 余日，曾多方求治不效。半年前血崩如潮，流血不止且多血块，住院治疗，其效不显。辗转问诊于此。

症见身材瘦削，面容憔悴，脸色蜡黄，声低息微，浑身寒气。一把脉，手腕冰凉，脉沉缓细弱无力，舌质淡红、苔薄白不均，纳差便溏。自诉血崩十余日，浑身软弱无力。

此乃阴阳两虚，气血俱亏，命门之火不能温煦脾土，脾失健运不能生化气血，气虚不能摄血，血不归经妄行而下所致。治宜温肾健脾、补中益气、引血归经。遵陆老"补气摄血"之法，方用陆老所授调经方与补中益气汤加减。

处方：

茺蔚子 10g	续断 10g	黑大豆 10g	红参 10g
黄芪 30g	焦术 18g	柴胡 10g	升麻 10g
陈皮 10g	当归 10g	炙甘草 15g	麦冬 10g
五味子 10g	陈艾 10g	茜草根 12g	

病人服 8 剂后崩漏渐止，诸症悉减。复诊时精神好转，脉仍沉细，舌淡苔白，大便正常。前方去麦冬，加藿香、厚朴、广木香，嘱服 4 ~ 8 剂。病员再服 6 剂后痊愈，后以归脾汤加减调理，3 个月后病员体重增加。两年后产下一女，

患者与家属对中医药的神奇功效赞叹不已，至今与作者仍有联系。

陈元，男，35岁。

9年前病员因车祸受伤，经手术治疗，伤愈出院。不久之后，出现一种奇怪现象：上半身发热，甚时如烈火炙烤；下肢厥冷，冬时如坠冰窖。自患此症后，四处求医，医者或当风湿，或当湿热，或当寒湿化热，或当虚实错杂治疗，或投汤药，或用针灸，或做理疗，或行按摩，均无明显效果。无奈之下，前往成都求医。陈元身体瘦小，耳郭单薄，舌根有少许瘀点，脉细缓微涩。

此乃体质虚弱，气血不和之象。想到昔年陆老比较中西医学异同时的教诲（西医学与哲学无关），想起中医学与中国古代哲学密切相关，于是作了如下的思考：血郁于上，久而化热；气滞于下，虚则厥冷。按仲景六经辨证之法，治应和解营卫、调理气血，于是考虑使用小柴胡汤加减治之。何以用小柴胡汤？因为使用小柴胡汤的主要适应证是寒热往来。寒热往来表现出来的特点是时冷时热，交替进行，频繁发作。使用小柴胡汤可和解少阳枢机、调理气血，使气血运行恢复正常，寒热往来也就停止。而陈元上热下寒已有9年，9年来寒热并存于一体，百治而无效。于是大胆设想：频率太快的寒热往来，以小柴胡汤可以使之恢复常态；那么，9年都不往来的寒热并存，没有频率的静止沉寂状态可不可以用小柴胡汤和解使之恢复正常呢？

处方：

柴胡 12g	白芍 30g	黄芩 12g	法夏 10g
人参 15g	大枣 4 枚	生姜 10g	炙甘草 15g
当归 10g	白术 10g		

病员服1剂，当晚即效，4剂痊愈。由此坚信仲景之方实为经典，用之得当，其效如神。东汉太医丞郭玉曾说：医者，意也。强调思考判断的正确性。从此，在遇到疑难杂症时，常用哲学观点来思考问题与寻求解决办法，常有柳暗花明、峰回路转之效。

汤翁，62岁，原郫县粮食部门职工。

嗜好烟酒，多年前因患慢性肾炎提前病退。因肾衰经常住院治疗。近日水肿加剧，口淡无味，双下肢浮肿至腹股沟，行动极其困难而到医院就诊。经检查确诊为尿毒症，住院医治多日，其效不显。使用双克类药物利尿，浮肿稍减。但一经减量或暂停服用利尿剂则病情如故。年关将至，病员求生心切，在病榻之上与其妻及二子商议，打算请中医诊治以谋生机。

病员面色晦暗，神疲乏力，呼吸迫促，咳喘张口抬肩，舌体胖大，舌苔白厚而腻，脉浮数虚大无力，食欲减退，口中无味，食物如嚼锯末，双下肢浮肿不能穿鞋，表情痛苦。

证属脾胃同亏，心肺俱损，补土健脾、扶持胃气以筑后天之基当是第一要务。故治以补益脾胃、淡渗利水之法，用保和丸合五苓散加减治之。

处方：

山楂 15g	神曲 10g	莱菔子 20g	陈皮 10g
法夏 10g	茯苓 20g	连翘 10g	桂枝 10g
猪苓 10g	泽泻 10g	白术 12g	冬瓜皮 30g
白蔻 15g	砂仁 10g	炒谷芽 20g	

病员服上方 4 剂之后，口中有味，食欲改善，能进饮食，下肢浮肿亦渐消退至膝下。

二诊继续使用五苓散、保和丸加减化裁。处方：

神曲 10g	法夏 10g	陈皮 10g	茯苓 20g
桂枝 10g	猪苓 10g	白术 10g	黄芪 30g
白蔻 10g	砂仁 10g	连翘 10g	泽泻 10g

上方服 20 剂，病员面色转佳，脉不浮数，舌质正常，舌苔不厚，浮肿消至脚背，治病信心大增。三诊改用参苓白术散与苓桂术甘汤加减以善其后。3 年后随访，病员依然健在。

张生，男，长期担任繁杂工作。

胸痛 2 天，加重 1 天。2 天前早起，忽感受右胸前有一痛点，痛如针刺，有烧灼感，解衣查看又无明显异常，不以为意，口服银翘解毒片后，坚持上班。1 天前，病员疼痛加剧求诊。

诊见表情痛苦，坐立不安，自述胸前持续剧痛如烈火之猛烧，灼痛难当；如皮鞭之狠抽，痛似电击；如巨石之重压，透不过气。口苦，苔黄，脉弦，痛不可忍，彻夜无眠。

此为肝气不舒，郁而化火，火毒内蕴，风邪外扰，湿热为患所致。治宜疏肝解郁、清热解毒、祛风胜湿、芳香化浊。方用龙肝泻肝汤合解毒透疹汤加减。

处方：

龙胆草 15g	大青叶 15g	炒泽泻 10g	细生地 12g
竹柴胡 10g	赤芍药 10g	牡丹皮 10g	荆芥花 10g
地龙 10g	金银花 15g	连翘 15g	生甘草 10g
土茯苓 10g	千里光 20g		

嘱病员在服用上方的同时，患部外敷金黄散。6 剂而愈。

按： 此病名疱疹或带状疱疹，又叫缠腰火龙或缠腰丹，是一种危害性极大、后果相当严重的病症。缠腰丹通常发生在腰部，状如一条腰带或一条毒蛇缠于腰部，局部灼热疼痛红肿，或作斑疹隐隐。若治不及时或治法失当，导致火丹接龙或感染，就会危及生命。

李某，女。

原在成都就业，后应聘到海南工作。在海口市购得新房一套，亲自监督装修。数十日辛苦之后，体质下降，身发斑疹，奇痒难忍，抓搔之处，或渗血珠，或流黄水，局部红肿发炎，心慌意乱，无法忍耐，终于住院。虽然口服多种药片，静脉滴注脱敏液体，疗效不显。无奈打电话求诊。接到电话之后，考虑到海南炎热多雨并有海风来袭，装修又赶在夏季，气候炎热加上材料异味，当然对人体会有伤害。李女成天在现场监工，多种因素刺激皮肤，引起过敏瘙痒也就不足为奇了。治宜清营凉血、祛风止痒。因此电话告诉李女，治疗皮肤瘙痒方。

处方：

菊花 15g	银花 15g	赤芍 10g	丹皮 10g
桑白皮 15g	地龙 10g	紫荆皮 10g	地肤子 30g
生地 10g	红花 10g	千里光 20g	蒲公英 20g
蝉蜕 10g	甘草 10g	刺猬皮 10g	

依方服药 2 剂，斑疹消退。

王某，女。

近年来家庭迭遭变故。先是母患恶性肿瘤住院，王某与其妹在病榻前日夜照顾其母，极尽孝道，直至母病去世，费尽心力。不久，老父又突发怪病，急需手术救命。手术花去大笔资金，还是回天无力，未免一死。王某人财两空，心力交瘁，自己也生起病来。最近数月，常自感胃痛剧烈、腹部胀满、胸闷胁痛、不思饮食、失眠多梦，又伴眩晕潮热、月经紊乱。舌淡苔白，脉沉弦细。王某本系孝女，痛失双亲使她连遭打击，抑郁伤肝，悲哀伤肺，忧思伤脾，惊恐伤肾，所以出现上述症状。治宜疏肝解郁、宣肺降逆、健脾宽中、和胃止痛、固肾纳气。

处方：

上桂 30g	栀子 6g	良姜 30g	砂仁 30g
白蔻 100g	川连 6g	吴萸 10g	沉香 30g
檀香 30g	神曲 60g	广香 60g	香附 50g
佛手 30g	香橼 60g	丹参 100g	灵脂 60g
延胡索 60g	厚朴 20g	枳壳 10g	法夏 30g
陈皮 30g			

以上共 21 味，共研细末，每日三服，每服 3 ~ 6g（一汤匙）。饭后白开水送服。病员服 2 日后，胃痛明显减轻。连服两周后，疼痛消失，现未见复发。

李莉，36 岁。

初诊时神情淡漠，情绪低落，自诉 5 年前怀孕时，因抬电瓶车上楼，不慎受到碰撞流产。以后数年之间，一直月经量少无定期且伴腹痛。近年来自感年岁渐长，尚无子嗣而压力倍增，精神抑郁，百事不思，对什么都不感兴趣，并说明今日就诊求子，是家中亲属之意，自己也很期盼。病员神智清楚，言语无力，舌苔白薄微黄，脉细涩，饮食尚可，二便无异常。此为肝郁气滞，血不荣脉。治宜疏肝理气、化瘀养血，用陆老调经方加减。

处方：

紫丹参 15g	竹柴胡 10g	茺蔚子 30g	杭白芍 20g
制香附 10g	延胡索 10g	红泽兰 10g	云茯神 20g
秦当归 15g	川续断 15g	老川芎 10g	细生地 10g
焦白术 15g	炙甘草 10g	黑大豆 30g	

嘱服 10 ~ 20 剂。病员服 20 剂后，自觉月经量稍有增多，月经期间腹痛减轻，舌苔不黄，脉象调和。药已对证，二诊时上方去红泽兰，加菟丝子、补骨脂，嘱再服。后病员坚持治疗，均以上方稍作增减为治。六诊后怀孕，足月后顺利产下一女，全家欢喜无限。

奚月，41 岁。

多年前患胃癌，做胃部切除术。术后，身体虚弱，气血俱亏，一直未孕。近年来随着年龄增大，夫妻二人渐感寂寞烦恼而萌生求子念头，于是求医。奚月虽曾患绝症，但已是 6 年前事，至今未见复发，可视为痊愈。现在病员夫妻均有求子积极性，年龄虽然偏大，但不妨一试。

初诊：奚月身形瘦弱单薄，手术之后，认真将息，恢复尚好。性格温柔，不温不火。饮食、睡眠、二便均可，舌苔薄白，脉缓少力。我认为，高龄求子不是没有可能，只要好生调理，就可能收获惊喜。治宜宁心安神、疏肝理脾、健脾和胃、益气补血，方用《医宗金鉴》肉苁蓉菟丝子丸加减。

处方：

肉苁蓉 15g	菟丝子 10g	覆盆子 15g	五味子 10g
秦当归 10g	细生地 15g	白芍药 10g	老川芎 10g
茺蔚子 30g	太子参 10g	金樱子 15g	生韭子 10g
枯黄芩 10g	陈艾叶 10g	广陈皮 10g	炙甘草 15g

病员坚持服上方半年后怀孕，得龙凤双胎，夫妻二人与双方父母都热情地表示感谢。用好古方，能收显效，信不诬也。

廖女士。

一日腹中饥饿，从冰箱中取出两块小蛋糕食用。晚间腹痛泄泻不已，下利 10 余次，不堪其苦。服用藿香正气水、复方黄连素片，其效不显。翌日，腹泻更甚，精神萎靡，全身无力，脱水严重，状若不支。经查，病员舌质淡，舌苔白，脉沉细无力。此属误食生冷，损伤肠胃，运化失司，清浊不分所致泄泻。考虑到病员素体虚弱又无外感，故用温中补气止泻之法，以小建中汤加固涩甘温之品以治之。

处方：

饴糖 50g	桂枝 10g	白芍 30g	姜 10g
炙甘草 15g	大枣 4 枚	芡实 15g	莲米 10g
山药 30g	茯苓 20g	陈皮 10g	木香 10g

成都地区药房一般不售生姜，故方中生姜改用干姜。病员素体虚寒，干姜辛温正好对证。药房无饴糖，街上流动商贩到处叫卖白麻糖，可以代用。病员舌

苔、脉象全属里寒虚证，未有表证，不须忌讳。因此，只让病员购药 1 剂，煎药去渣取汁，纳入饴糖烊化，温服。一服泻利即止，病员叹服仲景之方真神奇也。

袁应，女，25 岁。

自平原地区进入高原工作以后，自感受走路、呼吸费劲，行动容易疲倦，精神容易紧张。对于这种状况，开始以为是高原反应，遂不以为意。近两年来，时发心悸、怔忡、呼吸急促、心慌，失眠多梦，记忆力减退，到成都求医。

患者体态偏胖，舌质胖大多津，舌苔白腻，食欲不振，大便稀溏，小便清长，浮肿，肢冷不温，而脉弱乏力。此系阳虚水犯，水气凌心。治宜温肾回阳、宁心安神。方用苓桂术甘汤、炙甘草汤加减。

处方：

桂枝 15g	白术 10g	云苓 20g	附片（另包）30g
炙甘草 15g	干姜 10g	细辛 10g	五味子 10g
沉香 10g	檀香 10g	龙骨 15g	牡蛎 15g
人参 10g	苡仁 30g	车前子 15g	

患者服 12 剂后，症状改善。以前方去龙骨、牡蛎、车前子，加远志、菖蒲、柏子仁，嘱常服。1 年后病员下山路过成都，自云：惊悸仍偶有发作，但已好了许多，发作较以前为轻，且次数减少。又以上方加补骨脂、女贞子、旱莲草，常服以巩固疗效。

冯工，男，46 岁。1976 年 8 月初诊。

当时唐山地震发生不久，成都居民也都还在临时搭建的地震棚里暂住。笔者到星罗棋布的地震棚寻找父母的时候，遇上了冯工。他面色萎黄泛青，口唇青紫发绀，于是向他问起身体状况。他原来因为肝硬化在住院，由于地震之后病人都跑出来躲灾，他也跟着跑了出来。根据陆老治疗经验，考虑肝硬化多由肝炎或肝脾肿大迁延日久，耽误治疗或治不得法，造成肝郁气滞血瘀，脾失健运，胃不纳谷，积弊演变成为如此重病。治宜疏肝理气、活血化瘀、健脾和胃、化气行水。方用陆老所拟治肝病方。

处方：

| 柴胡 10g | 金铃炭 10g | 丹参 15g | 红花 10g |
| 香附 10g | 当归 15g | 姜黄 10g | 白术 10g |

| 山药 20g | 广木香 10g | 檀香 10g | 白芍 10g |
| 佛手 10g | 莱菔子 20g | 白蔻 10g | |

冯工看过处方之后，表示愿意服用。于是交代煎药、保存、服用之法。上方10剂为一料，纳入大砂罐或不锈钢锅中，微火煎煮半小时以上，滤出药汁；再加水适量，又煎半小时，取汁留渣；再加水煎煮取汁。如是者三。再将药汁倒入罐内煎煮，待药液浓缩至六成左右，加入适量白蜜煮沸，去掉泡沫杂质，从火上取下，待冷却，储于密封瓶中备用（现在可放入冰箱了）。早午晚饭后各服用一汤匙（约 20 ~ 30mL）。冯工如法炮制，连服 30 剂后，面色渐有光泽，口唇发绀明显好转，两肋疼痛消失，舌质不红，脉微弦。经医院检查肝功，各项指标改善。治已得法，复以上方去金铃炭、姜黄、香附，加三棱、莪术、乳香、没药，以增强活血化瘀、推陈出新之功。病员依法炮制，用时半年，服药 100 剂，自觉诸症悉减，精神饱满，浑身轻松，遂到医院检查，各项指标正常。登门致谢。自冯工之后，用上方治疗肝硬化多人，大都获满意效果。

二、陆希经验

陆希，陆老长子，从高中毕业后 14 年间，一直跟随陆老临证学习，深得陆老学术精髓和临证经验。现在日本从事中医临床、教学及研究工作。先后任日本神户中医学研究会特别会员，神户中医塾大阪岐伯会、奈良中医研究会、福岗衷中会、陆老师中医塾等共计 10 处之讲师，大阪劳动卫生第一医院、德洲会神户医院等共计 8 处之中医临床指导医师，日本国立心血管研究中心研究所、血管生理部微循环研究室 外来研究员，神户大学医学院合作研究员，日本东洋医学会会员，大阪汉方医学振兴财团中医学术指导，日本中医学会顾问。参编《基础中医学》《舌诊和脉诊》《方剂学》《温病学》等共 8 部；译著（日文）《金匮要约浅述》《中医诊断和治疗》《医学从衷中参西录》；独著教材（日文、中文）《脏腑生理病理基础》《脏腑基础辨证学》《温病学简要》《温病条辨选讲》《伤寒论方剂临床应用选讲》；发表论文《中医有效治疗淋巴白血病及急性发作的报告》（美国）、《对兔肠间膜小动脉及毛细血管分歧部自发性血管运动的传播方式的解析》（日本）、《论人体的基础物质阴阳》（日本）等 10 余篇。参加多项学术活动，在大阪、神户、福岗等地学术讲演数次，在新加坡讲演"关于日本中医现状及发展"，在韩国世界汉医学术大会进行学术讲演，在成都中医药大学讲演"关于基础物质阴阳"。积极促进中日中医学术交流活动，先后促成卢崇汉老师赴日讲学，促成国医大师郭子光教授近期的 2 次赴日讲学，促成日本中医学代表团访中。下面略举数例，以体现陆老的学术传承。

赵某，女，45 岁。2011 年 9 月 9 日初诊。

气喘 20 余年，加重伴心累 2 天。

20 余年前出现气喘，每日需使用支气管扩张剂（气雾剂）数次，夜晚睡觉时必用。20 年前在第一人民医院诊断为"哮喘"。2 天前上述症状加重，伴心悸、心慌、心累、呼吸不利入院（四川省第一人民医院）。肺功能检查示"重度阻塞性为主的混合型通气功能障碍，肺功能重度受损"。治疗（具体不详）后症状缓解出院，为求进一步改善，慕名而来。现患者自述呼吸困难、心累，稍多活动则加重，每入冬则怯寒甚。每日数次使用支气管扩张喷雾剂，纳可，便常，舌淡红，苔薄，脉弱。

辨证：气虚，肺失宣降。

治法：温阳益气，佐以宣肺活血。

处方：

桂枝 25g	干姜 10g	炙黄芪 80g	白术 15g
瓜蒌壳 25g	陈皮 20g	丹参 30g	白芍 30g
蔻仁 15g	龙牡各 20g	大枣 20g	炙附片（先煎）80g
炙甘草 20g			

上述药物服用 20 天后，自觉症状有所减轻，喷雾剂已减少使用，活动后稍感劳累，舌淡红，苔薄，脉沉稍弱。上方去白芍、龙骨、马勃，加肉苁蓉 20g，当归 50g。上方服用 30 剂后病症再减，气雾剂每早 1 次，夜睡已不用。冬天时身寒减轻，睡眠好，做梦多。有时纳后脘痞，进来月经后期，量一般，不痛。舌淡，苔稍腻，脉沉弱。处方：

桂枝 25g	干姜 30g	炙黄芪 80g	白术 10g
肉苁蓉 20g	丹参 20g	白芍 30g	桃杏仁各 15g
瓜蒌壳 20g	陈皮 10g	牡蛎 20g	莱菔子 20g

| 炒二芽各 15g | 大枣 10g | 炙甘草 10g | 炙附片（先煎）80g |

上方服用 3 月后，梦减少，纳后脘痞消失，近两个月，月经正常，偶有漂浮感，舌脉同前。上方去附片、牡蛎、莱菔子、炒二芽，加淫羊藿 20g，山茱萸 10g，苏子 15g，继续服用 7 剂后，午后稍感倦怠。气短，声嘶，经期紊乱、量少、色暗、不痛，纳可，便常，舌脉同前。处方：

桂枝 20g	干姜 30g	炙黄芪 80g	丹参 20g
当归 20g	益母草 15g	桃杏仁各 15g	紫河车 15g
玄参 20g	桔梗 15g	全瓜蒌 20g	马勃 20g
牡蛎 20g	陈皮 10g	炙甘草 10g	炙附片（先煎）50g

服用后状态一直平稳，气雾剂每早一次，一般活动后亦不感心累，月经较前改善，纳可，便常，舌偏淡，苔薄，脉偏弱。

按：哮喘，有虚喘和实喘之分。本案患者罹病 20 余年，且少痰饮，当为单纯之虚喘。呼吸之事关于肺肾，哮喘罹病 20 余年，少有不及肾者。且哮喘之疾失于纳气，也有起病于肾者。患者素体阳虚，其治必当温肾，以复纳气之力。故方中重用附片、黄芪以补肺肾之虚，其虚得以资助，肺肾功能自能恢复，佐以活血者，一可解阳气虚所致血行不畅，一可因血行改善而助阳气循行无碍，是气机得此而事半功倍。治疗半年余，气雾剂也只是作为安慰剂使用，每日回家徒步至七楼，已无呼吸急促之感。

殷某，女，20 岁。2009 年 6 月 14 日初诊。

面部潮红、瘙痒 7 年。

7 年前，皆因日光照射面部、背部后出现红斑、灼热、肿胀、化脓、瘀斑，去年服用清热凉血剂后，背部红肿、化脓减轻，但面红肿、灼热如前。现四季皆见面红肿、灼热，换季时甚。平时稍遇日晒、紧张等即刻脸红肿、灼热明显，天阴则好。纳常，二便常，喜冷饮，但饮冷常腹泻，整天不愿见人，亦不让父母见其面，回家则整日遮帘、熄灯、不开电视。舌质淡，苔白润，脉稍弱。

辨证：虚阳浮越。

治法：温阳益火，佐以活血。

处方：

| 炙附片 60g | 肉桂 20g | 干姜 20g | 怀药 30g |

丹参 20g　　　　　柴胡 15g　　　　　牡蛎 30g　　　　　车前子 20g

甘草 10g

上方服用 8 剂后，药后胃中有热感，发作较前减少，亦较前轻，发作时有痒感，自觉脸肿，余无不适，舌脉同上。上方去车前子，加防风 15g。服后症状再未出现，8 月底停药，至今一直未有发作。患者亲属道谢，并述停药以来一直未有复发。

按：日光性皮炎又称光毒性皮炎，是暴露于日光或人工光源后发生的皮肤病变，皮肤出现红斑，重者有水疱，伴有瘙痒和灼热感。本案患者病史已 7 年，四季未有停息，见日光则发作，且红肿、灼热、化脓，当属重症。

本案从发病症状看，受热邪（太阳光）后出现面红肿、灼热，且有化脓，另见喜冷饮，四季如此，表现出一派实热之象，故前医投清热凉血剂，病有一定缓解，但再无进一步疗效。

若从上述症状辨，确似典型实热（血热）之证，但本案除上述症状外，尚见舌偏淡、胖大、苔白润，脉弱。若真为实热（血热），岂有舌淡、苔白、脉弱之理。舌脉与上述症状互为两极，可知是一真一假。本案热象表现于肌表，而舌脉应是反映体质状态，而舌象是典型的阳虚之状，脉又见虚象，故患者为阳虚之体无疑。热象见于肌表且又在上位，故当辨为虚阳浮越证。若热象与阳虚无关，大辛大热之药定犯虚虚实实之忌，清热凉血之剂当可治愈。

高某，男，27 岁。2009 年 12 年 20 日初诊。

血压增高 20 余年。

20 余年前，因头晕到当地医院就诊，诊断为"高血压病"。一直服用降压剂，但血压仍偏高，不稳定。平素身冷，手足冷甚，乏力，时潮热面红。经人介绍来就诊。

诊见：头晕，说话稍有兴奋立刻潮热，面红赤明显，口干甚，喜烫饮，咽喉痒，咳嗽，白痰，时有胸闷痛，纳一般，易腹泻，夜尿 2 ~ 4 次。舌质暗，苔黄、黑、润，脉右弦左硬。

辨证：虚阳上浮，气血瘀滞。

治法：温阳益气、潜阳，活血化瘀。

处方：

肉桂 20g	淫羊藿 20g	桂枝 30g	干姜 20g
炙黄芪 50g	山药 30g	川芎 30g	白芍 20g
砂仁 10g	煅龙骨 30g	炙甘草 15g	炙附片（先煎）100g

上方服 7 剂，身冷减轻，咽痒咳嗽已清，口干减轻，津液增多，血压已降至正常，且稳定。舌暗，苔黄腻、润，脉同前。加枳壳 10g，炒二芽各 15g。

上方每日 1 剂，口服 15 剂后，怯寒身冷再减，已不感胸闷，血压稳定正常，早搏未出现，纳增，大便好转，夜尿如故，药后感眼胀，舌偏暗，苔黄腻，脉右稍弦左弦。上方去川芎、枳壳，加丹参 30g，车前子 15g，上方每日 1 剂。血压一直正常，降压药已稍减量，纳佳，口稍干，大便有时干，夜尿如故。肝肾功能正常，潮热面赤已减去。舌同上，脉稍弦，结代。辨证、治法不变。处方：

炙附片 60g	肉桂 25g	菟丝子 50g	桂枝 20g
炙黄芪 50g	怀药 30g	柴胡 15g	丹参 30g
白芍 25g	鳖甲 30g	砂仁 10g	茯神 20g
干姜 15g	炙甘草 20g		

按：高血压病，中医辨证其证型不下 10 种，临证时当仔细辨别。首先，需辨明阴阳。而当今为医者多有但见潮热面赤、脉弦，便谓阴虚阳亢，投以清热之剂。笔者在临证中所见高血压患者，确也常见上述症状，但阴虚阳亢者却并非多见。高血压患者中，特别是高龄患者，病证已非单纯，以阴虚阳亢为主要病机者实为少见。其热象虽貌似阴虚阳亢，但实非如此。其因主要有两点，一是阳虚之体，阴寒盛于下，致使阳不得下潜而浮于上；二是因寒、因瘀、因肝失疏泄，致使气机不得循行，气郁生热而上炎。若使热消，用温阳之品引火归元以解热，祛寒、活血、疏理气机以解热。

以本案言，最明显症状即说话稍有兴奋则潮热，颈以上红赤明显，脉弦，时头晕，极似肝阳上亢之证。但患者同时有平素身寒、手足冷甚、乏力、喜烫饮、痰白、易腹泻、夜尿 2～4 次、苔润等虚寒之象。

本证若辨阴虚阳亢，但同时见有肾阳虚之证。都言肝肾同源，既然肾阳已虚，则难以出现肝阴虚。临证确也多见肝肾阴虚或肝肾阳虚之证，而难以见到肝肾之虚阴阳各异者。常见者是肾阳虚惫，阴寒盛于下，火难以下潜而浮于上，固有寒热同现之象。

本案病机是以阳虚寒盛为主，故用药亦以温阳祛寒为重，佐以益气、活血、疏肝。主要病因得以消解，其他病因则易随之而解。服药一周，血压已降至正常且稳定，之后一直服药调理，降压药已减量，且血压未有反复。

吴某，女，68岁。2009年2月2日初诊。

口腔溃破、疼痛10余年。

10余年前，反复口腔溃破、疼痛，多方求治于中医，似稍有不慎就复发，平时稍食辛辣（如辣椒、胡椒、炒花生、瓜子等）则发作。纳可，大便常，体力好，记忆力差，怯寒，手足冷，夜尿1~2次，左膝时痛且天冷则甚，活动不利。舌质暗，苔薄，脉稍弦有力。

辨证：虚阳上浮，寒滞经络。

治法：温阳以引火归元，佐以活血。

处方：

肉桂 10g	桂枝 10g	干姜 10g	白术 10g
山药 20g	白芷 15g	丹参 20g	牡蛎 20g
焦山楂 15g	大枣 10g	炙甘草 10g	炙附片（先煎）50g

上方已服6剂，怯寒明显减轻，口腔溃疡未发，已可以常食火锅、炒瓜子，夜尿1次。舌脉同上，上方加牛膝15g，狗脊15g，独活15g。继续服用15剂后，已可正常进食辣食，但多食亦稍有轻度溃疡，屁多，大便不爽，食欲稍差，食后易口臭，喜温饮，天冷则膝痛不利。

上方去肉桂、大枣加当归15g，桃仁15g，枳实15g。

上方一直服用近1个月，已将药加工为冲剂服用，整体情况良好，口腔溃疡基本未发。只一次过度食用辛辣后，舌尖红稍痛，食油腻、豆类后，易放屁、打嗝、口干。舌偏暗红、苔黄燥，脉沉。处方：

肉桂 20g	肉苁蓉 30g	桂枝 20g	干姜 20g
砂仁 10g	黄芪 30g	白术 15g	丹参 30g
川芎 30g	白芍 30g	牛膝 30g	独活 20g
松节 20g	煅牡蛎 20g	鸡内金 15g	焦山楂 20g
炙甘草 10g	炙附片（先煎）60g		

上方服后无不适反应，照原方制成冲剂，常服。

按：口腔溃疡，其本大多是因热而起。故炎热、食辛辣之品会致疼痛加重，但其热之根本起因，却并非都是湿热或阴虚之热。本案常年口腔溃疡，前医之治，基本是以清热祛湿为主，溃疡重则加重清热药，虽有一时之效，但仍稍食温燥则复发。本案久治仍只得一时之效，理当细审病机之根本所在。本案除口腔溃疡外，另有素体怯寒、手足冷、膝痛且天冷则甚、夜尿等肾阳虚之证。既然清热之药只能收一时之效，可知其治只能治表。有阳虚在下，在上之热则有浮阳之虑，阳虚浮火上行致溃疡生成也是常事。重用温阳以引火归元，1周时间则使浮火消解殆尽，饮食恢复如常。可见阴阳审定无误，则效如桴鼓。

殷某，男，81岁。2011年6月22日初诊。

左下肢静脉曲张、肿胀5年，加重伴疼痛3天。

5年前因左下肢静脉曲张、肿胀在中铁二局中心医院做彩超，显示左侧股静脉近心端血栓形成。一直服用阿司匹林、绞纱丸、复方丹参片。3天前行走或劳累后则左下肢疼痛，左小腿静脉曲张明显，平卧可消失，手足不冷，喜凉饮，纳可，二便常，记忆力下降，舌淡、裂纹、苔薄，舌下有瘀斑，脉左常右硬。

辨证：血脉瘀阻。

治法：温阳益气活血。

处方：

桂枝30g	干姜10g	黄芪50g	白术15g
丹参30g	川芎30g	桃仁20g	红花10g
山楂20g	法夏20g	木通20g	炙甘草10g

上方服10剂后痛已止，精神状态佳。舌质淡，有裂纹，苔少，舌下有瘀斑，脉同上。上方加生地15g。继续服用15剂后，病情平稳，大便稍干，舌脉同上。加菟丝子15g，怀药15g，陈皮10g，去法夏，再服用14剂。彩超示：左侧股浅静脉侧肢循环形成（中铁二局中心医院）。下肢肿已消失，小腿静脉曲张有所改善，大便稍困难，普通便，舌脉同上。处方：

肉苁蓉15g	桂枝30g	干姜10g	黄芪50g
白术10g	丹参30g	川芎30g	桃红20g
红花10g	山楂15g	木通15g	蔻仁10g
枳实10g	炙甘草10g		

下肢已无明显不适感，只长距离行走后左下肢似有胀痛感，舌淡红、无苔，脉弦。后方加三七15g，熟地15g，陈皮10g，去炙甘草，做膏剂善后。

按：本案患者是典型且较为单纯的血脉瘀滞证，治当以活血化瘀。但治方之中，不仅配伍有黄芪以补气，更有桂枝、干姜辛温助阳之品。其理在于：瘀血之所能化，必有气之功效，故加以补气，增强活血药化瘀之力。而补气品中，以黄芪最为善行，故黄芪与活血药为最佳配伍。四气之中，温则行，寒则凝，气血得温药相助，则更加行而不滞。今用姜桂之品，借其辛温之力，一则可使血通，一则可助黄芪之力。因而，若活血药中配以补血气之品，其效倍增，再配辛温之品，其效再增。本案患者81岁高龄，服药仅半年多，则使侧肢循环生成，彻底解除了病痛，于活血之中配以益气温阳药，功不可没。

万某，女，12岁。2009年4月19日初诊。

全身皮肤溃烂、疼痛12年。

12年前因皮肤上出现数个水疱，破裂后则皮肤溃烂化脓，难以愈合，夏季稍好转。就诊于华西医院皮肤科及省皮肤病研究院，诊断为"营养不良性大疱性表皮松解症"，治疗（具体不详）后，效果不佳。现症见身瘦小（如5～6岁），面色无华，着厚衣（棉毛衫、薄毛衣、外套）不觉热（当日气温17℃～28℃，晴），手足灼热，夜晚身热，整夜不盖衣被。平时喜冷饮，但洗澡后（洗澡时身冷）喜烫饮，纳可，大便干，1～3天一行，行走受限，腰、腿难以伸直。全身溃烂、化脓、疼痛，溃烂处色偏淡，舌淡、苔薄。因皮肤溃疡无法诊脉。

辨证：阳气虚。

治法：温阳益气、引火归元，佐以活血养血。

处方：

炙附片30g	肉桂10g	干姜6g	怀药10g
黄芪30g	人参10g	白术10g	丹参20g
白芍15g	龙骨10g	薏苡仁20g	炙甘草10g

上方每天1剂，服用7剂。服药第一天感身热，次日则消失，手足灼热已消，睡时已身有凉感，需盖被，汗出不变，口干有增加，喜冷饮，汗出腰腿已较前能伸直，溃烂处液体分泌较前稍有减少，舌淡红、苔少，脉稍弦。方药同前。

复诊（2010年6月27日）：去年5月去北京同春堂（皮肤病专科医院）治疗，

回家后开始服药（中药冲剂两种，西药片剂 3 种）。服药最初两周症情好转明显，之后 3 个月间，病症逐渐减轻，但入秋后又渐反复，现病症如初。

现仍全身溃烂、化脓，身穿厚长衣裤不觉热，饮而不欲食，喜肉食，喜冷饮，腹胀，大便干结，2～3 日一行，洗澡后感乏力、头昏痛、尿频、夜尿 1～3 次，不洗澡则不起夜，手稍抖。舌淡紫，苔薄白，舌下脉瘀，脉数弱。辨证：阳虚血瘀。治法：温阳益气活血。处方：

桂枝 15g	干姜 10g	白术 10g	黄芪 40g
党参 20g	菟丝子 10g	丹参 15g	当归 15g
桃仁 10g	砂仁 10g	薏苡仁 20g	滑石 10g
牡蛎 15g	炒二芽各 10g	炙甘草 10g	炙附片（先煎）40g

复诊（10 月 25 日）：自我感觉身体状况较好，近来新发水疱稍增加，亦有好转处，洗澡后背部糜烂处渗液较多，渴而不欲饮，进食量可，大便日一次，时便溏，身痒。舌偏淡、苔薄，脉左稍滑。处方：

炙附片 50g	肉苁蓉 15g	桂枝 20g	生姜 20g
黄芪 50g	丹参 20g	当归 20g	红花 5g
茯苓 20g	阿胶（冲服）6g	薏苡仁 30g	陈皮 12g
神曲 15g	炒二芽各 10g	白鲜皮 15g	防风 15g
炙甘草 10g			

复诊（2011 年 4 月 26 日）：期间方药有两次进行少许加减。开春以来皮肤溃烂化脓已有明显好转，颈前部、胸部、下肢皮肤已近正常，但近两天双下肢又出现大量水疱，尚未破裂，动则心悸气紧，面色无华，身着厚衣（今 30℃），无汗，纳减，食冷或辣，则出现腹泻，手心热。辨证：阳虚血瘀，饮留皮间。治法：温阳益气活血，佐以清热利水。处方：

桂枝 30g	生姜 30g	黄芪 50g	党参 20g
菟丝子 15g	丹参 20g	当归 20g	丹皮 20g
茯苓 20g	薏苡仁 20g	滑石 20g	白术 10g
山栀 20g	黄芪 20g	白蔻仁 10g	炒二芽各 15g
炙甘草 10g			

服药后，水疱除有一处溃后未愈，已全部消失，亦未新发，皮肤正常。仍有

身着稍厚长衣裤、身寒，近些天出现心悸、头晕、耳鸣，夜间身热明显，不盖被则冷，喜热饮。面色无华，阵发性头晕，觉气上冲，尿急不频。舌淡、苔薄微黄，脉弱数。上方加炙附片 50g，生姜 20g。

按： 9 月间病症反复，本人拒绝任何治疗。大疱性表皮松解症，是一种罕见的疾病，由于该病发生于基底细胞变性，以及皮肤、黏膜有严重的炎症反应，而出现皮肤溃烂、化脓。从疾病的表象来看，由于有明显的皮肤溃烂、化脓，因而易被视为热毒或湿热之毒，而患者多年求治于中医，也是用此治法。从患者的症状看，的确是有不少明显热象：身热汗多、手足灼热，夜晚身热，喜冷饮、大便干。但从其他症状看，其热象之成因或许另有其由。以季节而言，正接近夏季，却身着厚装而不觉热，舌质不仅毫无热象，且略有偏淡。再者其病出生即发，发病至今未曾治愈，只夏季病症减轻，且患者发育不良，除热象之外，其余都是阳虚之象。从发育不良及皮肤症状与生俱来的情况来看，以及患者身热却着厚衣、全身溃烂化脓却不见舌象有热，故判断病本在虚，其所有症状皆因虚而起。皮肤溃烂化脓是因正虚邪凑，而正无力驱邪。其诸多热象是因阳虚于内，格阳于外所致。故治疗当以补阳气为主，佐以养血以助扶正，并加活血之品以增强诸法之疗效。该患者虽未能痊愈，且因拒绝治疗致病情恶化而去世，但所获得的疗效仍然是非常显著的。

西某，男，47 岁。2013 年 1 月 4 日初诊。

体力不佳 3 个月。

3 个月前因身体状况不佳，在成都三六三医院接受诊疗，诊为肾功能衰竭（尿素氮 34U，肌酐 736U）。曾有高血压病史。现症：明显体力不佳，面色晦暗，纳减，身寒，不喜油腻，食鸡蛋则头痛，晒太阳后亦头痛，口臭，下肢稍肿，尿少，便干，2 天一行，恶心，呕吐，口中无味。舌胖大淡白，瘀斑，齿印，苔薄腻稍黄，脉偏数，重按无力。

辨证：阳气内遏。

治法：温阳益气，化湿活血。

处方：

干姜 20g	黄芪 60g	白术 10g	茯苓 30g
肉苁蓉 15g	丹参 30g	当归 20g	桃仁 20g

水蛭 15g	牡蛎 20g	泽泻 30g	小茴香 20g
鸡内金 15g	神曲 30g	陈皮 15g	大黄（后下）15g
炙甘草 10g	炙附片（先煎）60g		

复诊（1 月 30 日）：药后精神状态好转，体力稍有恢复，大便正常，每天一次，余同前。舌同上，脉沉，左重按无力。上方去牡蛎、鸡内金、神曲，加水蛭 5g，干姜 10g，大黄 10g，茵陈 15g，滑石 20g，焦山楂 15g，三七（冲服）6g。

复诊（3 月 6 日）：尿素氮 32.3U，肌酐 584U。已无恶心、呕吐，下肢肿消，大便干，每日一次，口臭减轻。舌质同前，苔白腻，脉稍滑。处方：

炙附片 45g	干姜 40g	菟丝子 15g	巴戟天 15g
白术 15g	丹参 30g	当归 20g	桃仁 20g
水蛭 20g	地龙 15g	枳实 20g	白蔻仁 20g
泽泻 30g	滑石 20g	炙甘草 10g	大黄（后下）20g

复诊（3 月 25 日）：自我感觉进一步好转，脸色已有光泽，有时感觉有苦味，纳一般，不喜肉食。舌淡嫩有瘀斑、齿印，苔滑腻，脉稍弦。上方去菟丝子、地龙、滑石。将巴戟天改为 20g，桃仁 10g，枳实 10g，加钩藤 20g，山楂 15g。带药回甘孜。

按：患者自称平素身体强壮，无疾病史。以发病情况推测，应是高血压所致的肾功能衰竭。高血压与肾衰，临证都较多见邪盛之证。常言道："急则治其标。"但其邪起于虚衰，忽视致邪之因，一味祛邪，也只得事倍功半之效。若虚得以恢复，祛邪之法即事半功倍。高血压发展到恶性状态者，其诸多症状虽由气滞、气逆、血瘀、血热、痰湿等实邪所致，其根本却是因虚而起，虚实夹杂，致使气血循行不利而出现诸症。治本而不治标，可能因祛邪不及时而有"实实之疑"；治标而不治本，可能因祛邪过度而有"虚虚之虑"。肾功能衰竭，其治亦是同理，故方中用大剂量温肾补气之品与活血、理气、祛湿之品配伍。只有当虚衰得以扶助，才可获事半功倍之效。

田某，女，54 岁。2011 年 11 月 22 日初诊。

今年 6 月份，因高血压，肺心病入华西医院住院。9 月确诊为"鼻咽癌，淋巴、肺转移"。现已放疗 2 次（未做化疗）。因放疗出现面部肌肉萎缩、头发脱落、口腔溃破、吞咽困难、恶心呕吐，昨天开始输营养液，时有鼻出血，见阴道出血两个月，时多时少，妇科检查未见异常，易累，食欲减，口干思热饮，大便几天一次，睡眠差，手足冷，咳嗽，痰白。舌偏淡，舌下脉稍瘀，白浮苔，脉稍滑。

辨证：阳虚血瘀痰湿。

治法：温阳益气，养血活血，化痰。

处方：

肉桂 10g	党参 15g	黄芪 15g	怀药 15g
白芍 10g	当归 20g	三七 10g	半夏 20g
竹茹 15g	马勃 20g	玄参 15g	炙甘草 10g

复诊（12月24日）：口腔溃疡好转，进食已无问题，但进甜食及冷饮则感疼痛明显。大便正常，咳嗽、咯痰如故，手足冷，睡前感胸闷。放疗已停，共15次。舌淡红、苔稍黄，脉弱。辨证治法同前。处方：

肉苁蓉 20g	桂枝 20g	干姜 10g	草蔻仁 15g
黄芪 40g	丹参 30g	川芎 20g	桃仁 15g
熟地 20g	杏仁 20g	法夏 25g	陈皮 10g
牡蛎 20g	神曲 15g	半枝莲 30g	炙甘草 10g

炙附片（先煎）50g

复诊（2012年2月5日）：服上方后整体情况日渐好转，去澳大利亚旅游8天，但回国后又出现夜间胸闷、呼吸不畅、头晕、头牵扯痛、口干思热饮、口腔溃疡，血压正常。处方：

菟丝子 15g	桂枝 15g	干姜 15g	黄芪 30g
党参 30g	丹参 20g	当归 20g	桃仁 20g
全瓜蒌 20g	枳实 15g	桔梗 15g	陈皮 10g
焦内金 6g	茯苓 15g	炒二芽各 15g	牡蛎 25g
炙甘草 10g	炙附片（先煎）70g		

复诊（4月5日）：胸闷、心悸、心累已基本消失，亦可登山，口腔、舌面溃疡亦消失，口唇有时溃疡，唇干如故，纳稍增，大便常，眠可。舌偏淡、苔薄，脉常。上方去附片，加三七 20g，玄参 20g。

复诊（9月29日）：胸闷未出现，说话已觉有底气，体重增加 2Kg，上肢及手心热已消失，口腔溃疡稍有反复，继续服药。

复诊（2013年2月23日）：肺部只有一个结节点，余已消失，现已不太考虑肺及淋巴转移（2月20日华西医院CT结果）。近来时有胃痛、呃逆，热饮后可缓解，头晕，尿稍浑浊，右食指痛。舌偏淡、苔薄，脉偏弱。处方：

桂枝30g	干姜30g	黄芪60g	白术15g
三七（冲服）6g	丹参20g	当归20g	红花10g
全瓜蒌20g	羌独活各20g	焦楂15g	炒二芽各15g
陈皮10g	炙甘草10g	炙附片（先煎）60g	

复诊（6月27日）：整天状态良好，较以前不易劳累，今年夏季已可穿短衣短裤，近几天卧床时又头晕，站立则消，清晨腹痛，便后消，手心热，手指关节痛减轻。舌质淡、苔薄，脉稍弦。处方：

巴戟天15g	桂枝15g	干姜20g	黄芪60g
白术10g	丹参20g	党参20g	桃仁20g
白芍20g	枸杞20g	鳖甲20g	全瓜蒌20g
砂仁15g	柴胡15g	陈皮10g	乌梢蛇15g
甘草10g			

按：患者因癌症放疗，致使面部及口腔内损伤较甚、肌肉萎缩、溃烂明显，可视为外邪（放射）使气血受损所致。而癌症之疾为有形之邪，有形之邪非痰即瘀，故治之以益气养血、活血、化痰。由于素体阳弱，再加以温阳。因口腔疼痛较甚，先投少量辛温之品以试其效，无碍，继投以姜桂附以大力温阳，且助益气、养血、活血、化痰之法。消癌症之邪，绝非仅大量使用常用抗癌药物，如白花蛇舌草、龙葵、半枝莲等可奏效，而是以提高自身清除病邪能力为重。本案未使用"抗癌专药"，一直以辨证论治为主，使放射所致之口腔损伤得以修复，胸闷得以消除，阳虚之寒得以显著缓解，其余诸症得以明显改善，使机体阴阳调和，气血充盛，以平为期。达到此种状态，肺及淋巴之癌肿亦随之而消除。

黎某，女，56岁。2011年4月20日初诊。

2010年3月做直肠腺癌手术（于市一院），术后做完8个疗程化疗之后，身体一切恢复正常。今年3月，因左侧臀部疼痛做核磁共振检查，诊断为"左侧骶骨转移"。做理疗后左臀疼痛已基本缓解。自年轻时手足冷，其余一切情况良好。

舌瘀暗、苔薄，脉弱。

辨证：阳虚血瘀。

治法：温阳活血，佐以益气养血。

处方：

炙附片 40g	桂枝 20g	白术 15g	生姜 20g
黄芪 60g	丹参 30g	川芎 20g	三棱 20g
莪术 20g	水蛭 10g	蜈蚣 3 条	穿山甲 15g
半枝莲 30g	陈皮 10g	炙甘草 15g	白花蛇舌草 30g

复诊（5 月 29 日）：上方 3 天 1 剂，稍有腹泻，但食欲正常，其他一切情况良好，已做放疗 20 次（于四川省肿瘤医院）。1 周前，血象检查未见异常。舌稍暗、苔薄，脉弱。上方去三棱、莪术，加桃仁、炙黄芪。

复诊（6 月 30 日）：上方 3 日 1 剂，一切情况良好，放疗已停，共 35 次。核磁共振示：左侧骶骨转移较前好转，强化明显减轻。舌稍暗、苔薄白，脉弱。上方去桃仁、生姜，加干姜 15g。

复诊（10 月 11 日）：上方 3 天 1 剂。一切情况良好，体重增加。核磁共振示：左侧骶骨转移病变，强化明显进一步减低。舌偏暗。苔薄黄乏津，脉偏弱。

治法：温阳活血，佐以益气。处方：

桂枝 20g	干姜 20g	茯苓 20g	炙黄芪 60g
丹参 30g	川芎 20g	穿山甲 15g	水蛭 10g
蜈蚣 3 条半	白花蛇舌草 30g	半枝莲 30g	陈皮 10g
炙甘草 10g	炙附片（先煎）60g		

附录

川派中医药名家系列丛书

陆干甫

一、神户中医学研究会座谈纪要

（一）关于补中益气汤之甘温除热

神户中医学研究会（以下简称"研究会"）：补中益气汤本来的用法有甘温除热的功效，补中益气汤为何有此功效？针对怎样的病态？

陆干甫（以下简称"陆"）：甘温除热，或称为甘温除大热，这种说法自宋代的《济生方》起就有了。热，在此是指虚热。这个虚热，是患者常说的身热，特别是感到体内有难以描述的热感，但体表温度没有上升，因此体温计测试不一定上升。发热没有明显的规律，一年之中，一天24小时都有可能出现热感。

"甘温除大热"容易引起误解。所谓"大热"，容易考虑为体温高达38℃、39℃这样的状态，实际并非如此，而是指热的范围很广，有全身性的意思。

松田：全身性的热感是如何发生的？

陆：其原因是失去了全身性的平衡，但其重点是在脾。原发于脾的阳气不足，即脾阳不足。脾具有运化的功能，所谓运化，即消化饮食、吸收精微物质，并输布全身。脾阳不足，其精微物质的吸收和运化则不能充分进行。另一方面，机体在脾阳不足时，为了弥补脾阳的不足，会启动代偿机制，调动机体阳气以弥补其不足。

问题出在此处：在阳气不足的状态下，全身为了恢复阴阳的平衡，机体会动用所储备的各种物质，转化为阳气，以补阳气的不足。如此一来，便形成了假性的、虚性的兴奋状态，就是刚才所提到的"虚热"状态。

研究会：那么是否会因为补充了阳气而消耗了阴液？

陆：机体内所保存的所有精微物质，都会为了补充阳气而使用。

松田：使用所有的精微物质。那么，消耗阴液的说法是否是不全面的？

研究会：血、精液、津是否可以总称为阴液？

陆：总称为阴液也可以。脾阳不足则会出现食欲不振的症状，运化精微物质的功能就会衰退。在这种情况下，机体为了补充其阳气，调整阴阳平衡，会动用各种生理功能，心、肝、肾、肺各脏也会动用其所持有的物质补其不足，这种情况下就会出现虚热的状态。其心、肝、肾、肺四脏也就开始出现不足。

松田：其根本是脾阳不足，其代偿是其余四脏物质的消耗，因此出现了虚热。

陆：举例说明，一般而言是父母养育子女，供给食物，提供零用，这就相当于是脾供给其余四脏。然而父母的钱完全耗尽后，原本由父母提供的东西，现在不能提供了，而要使用子女的零花钱。

研究会：那么，能否考虑是其他脏器的阴虚所导致的虚热？

陆：不是，是因为假性的兴奋，而非阴虚的状态。无论是气虚、阳虚、血虚，都会出现虚热的情况，阳虚一般是产生虚寒的状态，而出现虚热的状态也是有的。所谓虚热，并非是体温上升，只是身体有热感而已。

松田：除虚热外，还有没有其他症状？

陆：非常重要的症状应该是肌肉酸痛，酸楚而有痛感，比较重的情况则类似于重症肌无力的状态。对于女性的月经而言，量少，经期延长至1周甚至10天，在这种状态下，感觉身体发热的同时，着衣稍减又感寒冷。另外，有长期不明原因的腹泻，水样腹泻不伴有腹痛，稍微活动就感觉气短、气促、眩晕、心悸、全身无力等。

伊藤良：脉象又如何呢？

陆：脉象也非常重要。一般而言呈虚大脉，稍微用力则脉象难以取得，更重者脉沉细弱。若为男性，也可出现小脉。

伊藤良：脉象的大小粗细是指？

陆：粗细是指脉幅的宽窄、大小。大是指血脉呈现"咯咚"的循行状态，小就没有这种现象。

伊藤良：脉振幅的高低。

陆：若为女性，则会呈现弦脉，即血管的紧张度增高。女性有月经，也会有生产，作为体质来说，常会有血不足的状态，没有不足的人应该是比较少的，因此，基本上都会呈现弦脉。没有出现弦脉的人或许是未曾生育，或是身体状况非常好。因为在上述情况下，女性会经常处于紧张状态，也更容易生气，

松田：舌象有没有什么特征？

陆：舌质淡白，舌边有齿痕，舌苔薄白。即使没有出现刚才所说的症状，例

如有明显的疲劳状态而得不到恢复，舌质稍微淡白，脉无力的情况下也适宜用补中益气汤。

陆：脾阳不足经常会对其他脏腑造成影响。例如变形性腰椎症、膝关节症等，虽然腰为肾之府、肾主骨，这些都是肾的症状，但是脾阳不足仍然会影响肾。骨的营养不良等症状也会因为脾对营养物质的运化输布低下而产生。因脾而出现了肾的症状，只针对肾治疗是不妥当的。其根源在何处，是必须要考虑的方面，所以应该首先对脾脏进行补充。

中气下陷常出现的症状：气短，气促，心悸，动则出汗，眩晕，倦怠等。这些症状是因为脾对营养物质不能输布全身所导致的。心悸、气短促的症状虽是属心，但也并非完全是由心的病变所引起。因脾阳不足的情况很容易影响到心，古人云："脾者，心君储精待用之所。"是指脾是为心储藏精液的场所。举个例子，脾如同企业的总务科，供给材料，使得其他科室健康运行。

松田：脾脏是如此的重要，对他脏造成影响，出现各种各样的症状。如果明确原因在脾，首先就应对脾进行治疗。

松田："甘温除热"是如何发挥治疗作用的？

陆：以上所介绍的内容如果可以理解的话，"甘温除大热"应该也就明白了。"甘温"刚好与脾阳不足相对应。这与胃的疾病是不相关的。虽然能够进食，但进食后不能分解营养物质，不能吸收，不能输布全身。然而，这种脾阳不足的症状在没有得到适当治疗的情况下，时间一长，也会对胃有影响。如此一来就不只是消化不良，甚至会出现不能进食的状态。

首先，"甘温除大热"的"甘"就是甘味。若从药物归经理论来说，甘味之品是由脾吸收，也即是甘味归脾。脾为"阴土"，胃为"阳土"，治疗阴土的脾必须使用温法，阳土的胃则用凉法进行治疗。脾得温始有运化机能，能运化则始能使营养物质输布全身。补中益气汤则是治疗脾阳不足的方剂之一。

松田：具有甘温性质的药物非常适合脾阳不足的状态吗？

陆："甘"，归经于脾，能补其不足，若金不足则能补脾生金。我认为配伍具有辛味的"辛温"药物是非常重要的，比如桂枝、干姜，"辛散温通"，辛味以散，温味以通。

甘味药具补性，温性则使其通，辛味能够发散未能流通造成的"气结"，还具有兴奋作用，因为有辛味，则能够加强温煦效果。

研究会：具有"甘温"性味的药物有哪些？

陆：人参、党参、黄芪、白术、山药、大枣等。

研究会：补中益气汤就有人参、黄芪、白术、大枣。

陆：补中益气汤的"补中"，是补"中气"，这个"中气"相当于脾阳。所说"益气"是针对中气所使用的，而不是补益心气、肺气、肝气、肾气。补中气是其要点，中气不足所引起的症状皆可用甘温除大热法进行治疗。

松田：补中益气汤也是其中之一吧？

陆：最容易产生误解的是，有人说这个虚热只是脾阳不足所引起的。这是错误的。虚热不只因于脾阳不足，脾阳不足是因于中气不足，因为其他脏腑不能提供各种所需的物质，这种情况下则产生了热象。因此，给予甘温的药物使脾阳充足，就没有必要从其他脏腑获得各种物质，虚热也就消退而不会产生了。

松田：如果父亲、母亲给了很多钱，就没有必要使用儿子的存款了，这就好像虚热不能产生了。

陆：甘温除热疗法以饮食为例来说明。不吃肉的人也会有，不吃蔬菜的人也会有，但是必须吃谷物，特殊的情况下也有不食用谷物的情况，但是必须要饮水。对于维持生命，谷物和水是必要的。不吃肉也好，不吃蔬菜也罢，不吸烟也好，都能够生存，因此谷物是维持生命所必要的物品。对于中气不足之热象，甘温除热是第一要法。

陆：补中益气汤，在疾病的发展过程中出现中气不足的情况时，可短期使用，也可从开始到最后一直使用，在临床上是很常用的一个方剂。

以肺结核为例，"甘温除大热"使用补中益气汤治疗的情况：肺结核有阴虚火旺的证型，在没有空洞的情况下，一般是使用养阴滋阴的治法。然而，之前所说的中气不足所产生的虚热使用补中益气汤，则三到五日症状可以消失。当然，并非所有的肺结核都是一直用补中益气汤，而是在中气不足的症状出现时才给予使用。因为强健了脾的运化功能，肺结核能得到一定的改善。这是因为通过补脾，能够从脾供给肺营养物质。

如刚才所言，在肾不足的情况下给予补中益气汤，其意义是补脾使得所有的负担得以减轻，对肾也能形成有益的影响。肾得五脏之精而藏之，其所藏之精主要由脾所供给。也有从始至终都使用此方法的，比如子宫脱垂。补中益气汤用于轻度到中度子宫脱垂，下垂能够回复。

伊藤：那重度脱垂呢？

陆：用八珍汤。应气血双补。

松田：对于子宫脱垂，用补中益气汤是因为其有升提功效吗？

陆：子宫脱垂也可以说是气虚下垂，能对其升提。

F：对不起，提个基本的问题。根据《中医方剂学》的记载，补中益气汤是易功散（人参、白术、茯苓、甘草、陈皮）去掉茯苓，加上当归补血汤所组成的。易功散里有茯苓，为什么补中益气汤不使用茯苓？请讲一下其中的理由。

陆：补中益气汤与"湿"没有关系，使用茯苓是取其健脾利湿的作用。没有湿，茯苓也就没有必要使用了。

F：但《脾胃论》说由于胃气下降，湿也随之下注。这点又如何理解呢？

A：胃气失去正常的升降，中焦的浊饮到了下焦。

斋藤：和下焦的湿热结为一体。

陆：的确是有那样的情况，但是下焦的病变与中焦的病变是完全不同的情况。一般而言，由气血引起下焦的那种状态，主因是气虚，但是治愈了气虚，下焦的病变是否也可以治愈呢？我认为不行，总之补中益气汤是没有湿的状态。

四川省也是湿气比较多的地方，因此，脾虚夹湿的情况也是常见的。这种情况下，不是加茯苓，而是加白术、苍术，或白术和苍术一起使用，苍术燥湿，白术健脾。

F：还有个疑问，是异功散的问题：李东垣所著《脾胃论》中的易功散一项，写有"腹中寒、下痢、腹鸣等症状使用"，即是说寒证使用，而补中益气汤却适用于气虚发热的热证。当然，异功散和补中益气汤是不一样的，但基本的还是大致一样，应该怎样来考虑？

陆：补中益气汤是从异功散发展而来的，但各自对应的病机是完全不同的。因而，即使一个是寒证，一个是热证也无法比较。

陆：希望伊藤先生回答一个问题：升麻在补中益气汤中有何作用？

伊藤：升阳明之气，还解释为提高肌肉的紧张度。

陆：在补中益气汤中，升麻的作用被解释为"升气"。实际上，升麻并没有使气上升的作用。在汉方药中常用的有数百种以上，其中具有升提作用的药物只有黄芪和党参，党参还包括人参在内。若升麻也有升提的作用，那气短、气促的情况下就可不用人参了，只用升麻也可解决问题。

研究会：在实验中，柴胡、升麻能够辅助黄芪、党参的升提作用。

陆：根本就没有。

松田：这么说补中益气汤中发挥升提作用的只是黄芪和人参，重度子宫脱垂使用八珍汤的时候应该是相同的道理。那么，升麻到底有什么作用呢？

陆：从现代医学角度看，具有解毒作用。升麻唯一的作用就是解毒，第一针对肺，第二针对脾。升麻在补中益气汤中具有何种功效呢？是起到预防作用。如果中气不足，一般人的抵抗力会减弱，容易感染，因此，升麻是作用来预防感染的。举例而言，比如子宫脱垂，在二度中期的状态下，脱垂会至阴部之外，子宫体会脱出，非常容易感染，在此起到预防作用。

伊藤：那么升麻葛根汤中的升麻也是用其解毒作用吗？

陆：是的。

研究会：书上有记载升麻具有升提作用。

陆：在说到升麻的地方经常会说其有升提作用，即扶助气上升。这是一个误解。升麻并非能升提，是因为解毒而解除"气结"。

中医有肺气、脾气之称，在呼吸系统，消化系统感染的情况下，也会影响到气而致停滞，这是气结。升麻的解毒作用可预防气结和解除气结。

山本：关于升麻的清热解毒作用，比如治疗牙龈化脓、痔漏、瘘核的情况，在日本也是以这种目的来使用的。有原南阳的乙字汤，其中有升麻和柴胡。之后浅田忠伯将原方的大枣去除，加入了当归。浅田忠伯使用升麻应该是用其清热解毒的作用，没有考虑升提的作用。

陆：原则之一，升麻是作为解毒目的来使用的。分析各种方剂，参照连翘、银花等解毒药的使用情况，可知升麻也同样是以解毒的名义使用的，应该非常容易理解。

补中益气汤中的升麻，其作用也绝非升提，而是解毒。为何要用于补益剂，因为中气下陷时机体抵抗力减弱处于容易感染的状态，因此升麻是必要的。

研究会：如果是预防感染的含义，不用升麻清热解毒，其他药物不是也可以吗？

陆：升麻针对脾和肺的解毒作用是非常重要的。

山本：没有胃吗？针对胃热所使用的清胃散也有升麻。

陆：作用于胃是第二层意义，主要是针对脾。脾与胃有表里关系。

山本：不存在五脏的关系。比如对于牙龈炎症，升麻也是有效的。

陆：《神农本草经》没有记载归经，但从《新修本草》起就有了药物分析的结果，也写上了归经。如先生所说，清胃散中使用了升麻，对于牙龈的炎症的确有效，是因为其有解毒作用。与脾相比较是属于第二层次的，首先是入脾，然后再影响到胃，是这种表里关系。

研究会：补中益气汤中的柴胡是以什么作用来使用的？是否和升麻一样用于预防感染？

陆：如你所述，是用于对感染的预防。另外，使用柴胡还有另一个用意。如果中气不足成慢性状态，往往会致肝气疲劳不能疏泄。因此，用柴胡使疏泄得以调和，同时达到治疗肝的目的。

松田：柴胡也是不具有升提的功效，而是疏泄吧？

陆：不是升提，而是疏泄。

陆：叶天士是非常了不起的医家，但非常遗憾，他说了一句错话，就是柴胡具有"升肝阳，虚肝阴"的缺点。这是叶天士一生中唯一的一个错误，但对之后的四五百年形成了非常大的负面影响。

松田：具体是什么含义？

陆：其中所说的"虚"是消耗的含义，"柴胡使肝阳上升，其结果是耗伤肝阴"这个论点是错误的。

松田：说消耗肝阴是错误的吗？

陆：从临床上各种各样的结果看，这种说法是完全错误的。其原因：柴胡的主要作用是"疏肝"，就是"疏肝解郁"。肝必须处于疏泄状态，疏泄功能失调就会出现胸胁苦满、胁痛等症状，此时使用柴胡以疏肝。

肝疏泄什么？助脾气以输送营养物质。因此，女性的心烦易怒与食欲不振有非常密切的关系。如此，疏泄是肝最好的状态，不能疏泄则是最差的状态。另外，（疏泄）还主肝气、肝阳上升。

松田：那么，能够充分地疏泄就能使肝阳上升吗？

陆：的确如此。叶天士所说柴胡"升肝阳"的"阳"，可考虑为阳气。"升"应是"通"的含义，也就是疏泄。虽然叶天士说柴胡"升肝阳"具有副作用，但实际上升肝阳是有益而无害的。

松田：柴胡是应该具有升肝阳的作用吧？

陆：这个作用也是叶天士所认可的，但是因为副作用而被看作不好的作用。例如，治疗胆囊炎和肝炎，使用大柴胡汤，柴胡使其肝阳上升，用30g的大剂量可获得好的效果。

研究会：所说消耗肝阴应该是错误的观点吧？

陆：若使用柴胡则升肝阳，其结果会消耗肝阴，叶天士是这样认为的。然而，升肝阳是理所当然的，柴胡的性味非温而是属辛、平、微寒，不具有消耗肝阴的作用。叶天士所说的柴胡消耗肝阴，实际上是因为"误用"所导致。从医案可推测其结论：温热病的后期，营阴消耗较盛而致肝肾阴虚，常用"复脉汤"、一二三甲复脉汤、阿胶鸡子黄汤、大定风珠等方剂。此时的虚热是由阴虚而起，而非因肝气的疏泄郁滞而化火，因此使用柴胡本身就是个错误。错用了柴胡，而并非是使用了柴胡耗伤了肝阴。

研究会：已经清楚了柴胡具有良好的升肝阳效果。对于肝火或肝阳上亢等肝阳过度上升的病态，是否可使用柴胡？

陆：实证的肝火可使用，因"肝肾阴虚"所致的肝阳上亢不宜使用柴胡。

研究会：但是具有升肝阳效果的柴胡，为何在肝阳过度上升的情况下也可使用？

陆：这个理解有错误。肝火和肝阳在概念上有所不同，肝火是病理的概念，肝阳是生理的概念。肝气、肝阳具有相同的含义，有疏泄的作用是生理的概念。肝气、肝阳因内伤七情或湿热等，郁滞化火而成为肝火，因此，所谓肝火并非是肝阳过度上升，是因肝阳郁滞不能疏泄的病态所产生的"邪火"，此邪火若继续存在则会耗伤肝阴。柴胡因加强疏泄而使肝阳上升，化解郁滞而能使邪火消除。

研究会：非常明白。那肝阳上亢的情况下又如何呢？

陆：肝阳上亢的"亢"并非指肝火等火邪，而是伴有阴虚表现在外的症状，即阴虚阳亢，这与肝气郁结是没有关系的，因此不是柴胡所使用的对象。但并非是绝对不能使用，潜镇阳亢之势，也可以鳖血拌柴胡、醋炒柴胡等进行治疗。

松田：柴胡不是因为耗伤肝阴而不能用于阴虚的病证，而是不能用于不应使用的病证。还有一点，必须慎重使用的是血虚的情况，并非是完全不能使用，但必须慎重。如何慎重使用？以大量的白芍与柴胡相配伍。

研究会：那又是为何呢？

陆：白芍具有柔肝的作用，还具有养血养阴的功效。

研究会：这种配伍是否是因为柴胡有消耗阴液的作用？

陆：不是。血虚是因为脾的运化不足所致，也就是物质不充足，因此，柴胡并非是为疏泄而疏泄，是因为有了物质才能行使疏泄的功能。为何柴胡要与白芍配伍使用？是因为有虚烦的症状。虚烦的出现必定会引起肝气疏泄不能正常进行，配合白芍则能消除虚烦。柴胡加白芍，使用的理由是由此可使肝气的疏泄失调得到恢复。

研究会：和阴虚不使用柴胡是相同的道理吗？

陆：是相同的道理。

伊藤：肝肾阴虚所使用的一贯煎，发挥疏肝作用的是川楝子。

研究会：肝肾阴虚使用川楝子，是因为具有"润性"，而柴胡具有"燥性"，所以不使用。柴胡如果没有燥性，一贯煎大概也会使用柴胡。

陆：一贯煎使用川楝子而未使用柴胡，以柴胡代川楝子使用是不适宜的。

伊藤：是什么原因呢？

陆：川楝子苦寒，一贯煎若不使用川楝子又如何能去除阴分之热呢？所谓"一贯"是指肝、肾，川楝子在一贯煎中具有清肝热、肾热的作用，这是非常重要的。刚才已经说过，柴胡的功效是用于疏肝，因此柴胡不能代替川楝子。

研究会：若说疏肝，川楝子的作用是否和柴胡一样出色？

陆：是的。此时用川楝子清肝热、肾热是非常重要的。"润"的作用能缓解肝肾之热，而使津液得以输布。作为一贯煎，加入其他药物也是可行的，但不能去掉其中的任何一味。比如去掉川楝子，就如同桂枝汤去掉桂枝一样。

（二）关于大枣、生姜、甘草的配合

陆：在以桂枝汤为基础的方剂中，没有甘草的方剂是不存在的，因此，桂枝汤中获得主要作用的一个配伍要点，是甘草、大枣、生姜再加上桂枝。桂枝汤的一个重要的药理作用是健运中阳，是升发脾胃之气，如同"升清气"的作用。中阳不足的情况下可用桂枝汤，然而有各种不同的症状出现，当以这个为基础进行加减。

陆：对于麻黄的发汗和大枣、生姜相组合发汗的不同，我打算在此稍微讲解一下。刚才先生的话中说"使其发汗，因此也容易损伤阴液，加上大枣的补益是一个非常好的组合"，这个和生姜、大枣的组合会使其稍微出汗，提示了胃阳处于回转状态，提示精液气血逐渐恢复到正常状态。麻黄的发汗完全是另外的含义。麻黄的发汗是人体进行调整的状态，是将血液等中的病邪排出体外的作用。风寒就是病邪，这种情况发汗是为了祛除病邪。

陆：首先从这个表来看，能看到一种规律。无论是外感疾病还是内伤杂病，对于脾胃的治疗都是非常重要的。脾胃的疾病或者其他脏腑受到影响的情况下，其对应有各种各样的加减治疗。和饮食相同，米饭是不能缺少的，除此之外，其他东西是在不断变化的。因为脾胃为后天之本，因而无论是何种情况引起的心、肝、脾、肺的疾病，都与其相关甚切。

麻黄连翘赤小豆对于泌尿科疾病的治疗是非常有效果的。对于肾炎急症期，在有浮肿的情况下，或者血压稍微增高的情况下是比较有效的。何为泌尿科疾病？是"在下的"疾病。为何会对脾胃进行治疗？水湿的分离作用是由脾胃来承担的，因而具有健运的功效。如此说来，用大枣、生姜、甘草是正确的。《黄帝内经》说：有胃气者生，无胃气者死。是与所有慢性疾病相关的。因此，胃气是必须要考虑的，有食欲能够吃东西，是疾病恢复的征兆；如果食欲低下，是身体疲乏的表现，疾病的治疗是困难的，也意味着胃气是非常虚弱的状态。

（三）关于甘麦大枣汤

陆：今天是关于"大枣的临床应用"的话题，主要提到的是"甘麦大枣汤的临床应用"。在先生的病历中，有使用甘麦大枣汤的，为什么不说"大枣甘麦汤"？如果大枣是主药，这个名称就必定是大枣甘麦汤。

陆：首先是生甘草，性平，补脾胃不足，泻心火，还有解毒的功效。炙甘草性温，同时补三焦元气，也具有散表寒的作用。表寒是因为阳气不足，那么，甘麦大枣汤中的甘草就有了是生用还是炙的问题。甘麦大枣汤中的甘草是炙甘草，用蜂蜜炒制的，然而，甘麦大枣汤是三药调和而起的作用，很难说谁是主药。如果一定要确定主药，还是应该考虑炙甘草是主药，因为相对于炙甘草补三焦之气，大枣只是补脾胃之气。

陆：在此要补充一点——大枣的副作用："补中"之外还有"满中"的作用，大枣的副作用还是比较明显的，食用量过多，或者不应该使用的情况下使用，就会影响进食，和吃糖过多而影响食欲是相同的。虽然补充糖分会变为能量，但不能跟碳水化合物相提并论；若没有虚，使用大枣也有可能影响消化。其原因是什么呢？脾胃必须要随时处于正常状态，大枣不是生长在南方而是在北方，南方人不怎么吃大枣，因为南方湿度高，北方相对干燥，因此，北方人经常食用大枣。作为消除"满中"副作用的一个方法，使用大枣时可配伍木香、陈皮。

大友：刚才您所说的我已经充分理解了：大枣使用过度，不能避免生湿，湿邪停滞就会腹满。因此，该方中大枣补充阴液的作用应该占了相当的比例。当然，因为大枣甘温，也有补充阳气的作用，但同时"甘也有补充津液的功效"。

陆：如你所说。

C：甘麦大枣汤用于"脏躁"，主要考虑是补胃阳、胃气。

陆：脏躁，近似于现代医学的癔症。古人说"人无其他脏病，突然开始哭泣"，像这样的情况常见于女性，有突然哭泣、悲伤等症状，用甘麦大枣汤，有温中养胃的功效。甘麦大枣汤对应的病态是"心不藏神"，其原因是胃气不能养心，即不能向心提供胃阴或胃津。炙甘草的作用是养心阴、益心阳，甘麦大枣汤的小麦和大枣具有温中养胃的作用，有了炙甘草才有"心藏神"的功效。

大友：脏躁，从根本上讲是阴液减少时出现脏躁动，平时必须是一种安静的状态，因为阴液减少，而出现躁动样的情况。因此，如刚才所说，大枣或小麦补血，而化为心的阴液。心通百脉，心血充分时，能够将血液输送到全身。心血不足时，就会出现全身脏腑的血虚或阴虚的状态。

C：甘麦大枣汤补阴液的作用很大吗？

陆：有阴有阳，先阴后阳。

大友：我的考虑也是阴液和阳气两虚，阴是主体。

（四）关于乙字汤

山本：有关乙字汤不清楚的问题希望能得到指教。原南阳乙字汤的原方有大枣没有当归，浅田宗伯是去掉了大枣加入了当归。我认为南阳是非常重视使用大枣的，大枣在这个处方中有什么意义？请指教。

陆：我认为加入当归比大枣更加妥当。乙字汤的组合是非常好的，加入当归是非常不错的。对此，我稍微做些分析。当归的重要性：最初加入当归是否也是作为主药来使用的？当归是有养血、活血、和血作用的血分药。因此，当毒素在血分时，有很重要的作用。具有解毒作用的其他药物，作用于肝、脾、大肠等脏器，加入当归，可将有解毒作用的药引入血分。如此一来，就成了可入血分解毒的方剂。在这个方面，当归有非常重要的作用。

研究会：先生认为乙字汤是什么样的方子？

陆：是可以广泛使用的方子，即可清除血分热度，比如肝气郁结化热的情况，或者卫气停滞化热的情况，或者津液不足引起痉挛等都可以使用，入血分则解毒。

研究会：在日本是用于脱肛或者痔疮脱出，关于这点先生是如何考虑的？这种情况用的是生大黄还是熟大黄？

陆：没问题，脱肛和痔疮脱出的情况下用熟大黄较好。生、熟大黄分开使用比较好，便秘，两三天一行，非常干结的情况要获得通便的效果，用生大黄效果较好。除此之外，通便正常的情况下，用熟大黄较好。

山本：软便的情况下是否该去掉该药？

陆：如果只使用熟大黄，不去掉也可以。熟大黄几乎不具有泻下的作用，但可以解除胃肠痉挛，因此不去掉亦可。生、熟大黄应该很明确地分开使用，熟大黄具有活血的作用，生大黄比起活血有更强的破血作用。同理，子宫下垂的情况使用炙甘草比甘草更好，炙甘草是作为补益药使用的，生甘草是作为调整胃肠平衡的目的使用的，具有解毒作用。

山本：这个药对外阴瘙痒有效吗？如果有效，是什么原理呢？

陆：我想是因为入血分，与其解毒作用是非常有趣的组合。

山本：大枣起什么作用？

陆：比起大枣，白芍不是更好吗？

山本：芍药是比较好的。如果不使用芍药，大枣是否能代替芍药？我自己认为大枣是具有解除肛门括约肌痉挛的作用。

陆：这种作用没有听说过。

山本：关于这一点我也不是很确定，我的师傅在配药方的时候，大枣是比较不容易配伍的，所以一般都没有使用大枣。但只是乙字汤，他会很刻意地使用大枣，因此我自己认为是有这种作用的。

陆：从我自己的考虑来看，乙字汤如何看都不属于补益剂。山本先生的师傅加入大枣是为了补充气血不足，特别是血的不足，与此同时，还稍微伴有气滞血瘀。大枣这味药，是补脾作用非常优秀的一味强壮药，也可以说这是它唯一的作用，因为补脾，脾又具有生血的作用，也就间接地起到了功效。

山本：非常感谢。

（五）关于黄连、黄芩、黄柏

伊藤：汉方杂志关于黄连药理学的解说中，黄连汤是半夏泻心汤去黄芩，加入桂枝。其加减的理由不明确，黄连和黄芩有何不同，为何要从半夏泻心汤中去掉黄芩？

陆：了解黄连和黄芩的差别是非常必要的。虽然现在存在对黄连、黄芩、黄柏，即"三黄"基本上不区分的一种看法，是因为都含有小檗碱。首先第一个不同：三黄完全不分开的考虑，是用现代医学的方法论来对中医学进行分析所出现的结果。从药物学方面来看，三黄也存在这样那样的差异，当然三黄都具有小檗碱，但是含量也不同。因此，三黄的消炎作用也是有差异的，这种新发现和中医原有的理论也是一致的。

陆：黄芩是清肺胃的热，黄连是清心肝的热，黄柏是清下焦肾膀胱的热。因此，是在上、中、下三焦情况相关的时候使用的。在区别三黄的时候，药物的归经是必须考虑的。因此，在黄芩作用范围内，比如肺或者胃有热的时候，主要使用黄芩。但是在黄芩作用范围内，只用黄芩力量不足的时候，也会寻找其他药物发挥协同作用。

陆：黄连汤是以心肝有热为主体，除此之外，消化系统有热的情况下也可使用。加上黄芩的时候是因为肺胃和心肝有热，加黄柏，也就是三黄全部加入的情况，是因为上中下三焦均有热象，在此，所有的问题都得到了解决。加黄芩或者去黄芩的理由全是由归经所决定的。如果说不去除黄芩也可以的话，是否可以呢？当然也是没有关系的。但是在那种情况下会带来很大的副作用。加入黄芩的目的是协助黄连清热，实际上，如果在肺和胃没有热的情况下加入了黄芩，则会影响正常的肺胃功能，恢复期会更长，也会出现副作用。

陆：在腰痛的情况下，做腰部的按摩就可以，如果去对肩膀进行按摩，那反而肩会出现不适的情况。这种情况好比"如果是一条鱼，就只用一根鱼竿钓"，撒大网来捕捉一条鱼这种多余的做法是不需要的。因此，在中医学中，用或者不用都是要有理论根据的。

有热的情况下考虑清热就行，若黄连、黄芩、黄柏、金银花等全部使用，虽然能够清热，但之后可能会出现副作用。中医学的治疗方法是原因疗法，不是对症疗法，是"审因论治"，需要探寻根本的原因，对其进行相应的治疗。对症疗法是低级的。

（六）其他问题

1. 熟地黄和当归

陆：我不太喜欢用熟地黄，虽然熟地黄可以补精血，但用不好的话会产生各种各样的弊害。比如，阻碍脾胃的气化功能，吃饭时没有食欲。有湿邪、寒邪存在的情况下，易导致气机壅滞，阴液由阳气所化生，亦容易阻碍其化生，因此，使用熟地黄的同时使用砂仁是必要的。

A：李东垣关于补中益气汤所说"肚脐下若痛，加入熟地黄。若痛不消，加肉桂"是什么意思？

陆：脐下痛，应该是由血虚所致，由血不养气所引起，因此使用熟地黄。若痛不止，是阳气不足，加入桂枝以助阳气。我对当归非常喜欢，不太喜欢用熟地黄，当归在活血的同时还具有生血的作用，当归具有通阳活血的功效。

2. 柴胡和升麻

斋藤：提一个柴胡和升麻的问题：两者同样有升脾胃之气的作用。柴胡有升肝气的作用，升麻更擅长升脾气。

陆：柴胡是为了疏肝所使用的，肝气能够疏泄流畅，脾气也就能够正常运行。肝气本来就有上行的作用，肝气疏通也就有了升提的功效；升麻是用于解毒，没有升提的功效。

安井：关于这点，在之前的大阪座谈会中已经阐述地相当详细了，请参照。

C：在补中益气汤中柴胡用于疏肝，一般使用多少克？

陆：10～15g。我认为在日本药量使用过少，柴胡一般是使用多少克？

斋藤：使用 3g。

陆：在补中益气汤中柴胡至少使用 9g，用 3g 应该没有什么作用。

A：但是根据补中益气汤的出处《脾胃论》，柴胡的量应该是比较小的。极端而言是黄芪的五分之一。

陆：黄芪的使用量是 30g，那么柴胡就该是 6g。而我用柴胡的量是其 3 倍，这是依据实验结果而得来的。如果用 3g，比如在老鼠的身体上使用的话，应该是有作用的，但用于人体，剂量过少，应该没什么作用。

C：作为清热药使用又如何呢？

陆：柴胡用于少阳病，有制成清热剂的注射液，那样使用清热的方法是不行的。柴胡所适用的热证是肝郁之郁热，是作为疏肝药而使用的，同时柴胡作用于肺的气机，使肺气能够很好地疏通，其结果能达到使人发汗的作用。

A：在小柴胡汤中用多少克？

陆：同样的理由，用 15g。

C：我们的理解是：补中益气汤的柴胡、升麻是作为升提之品，然而先生所说，柴胡、升麻是没有升提作用的，柴胡作为疏肝是必要的，升麻用于解毒。如果是预防感染的话，若不在意感染的问题，补中益气汤的升麻是否可以不要？

A：或者用于慢性疾病。

陆：如果是那样的情况，升麻不用也行。关于升提作用，人参、黄芪有很强的功效。

E：由于加入了柴胡和升麻，是否是加强了人参、黄芪的作用？

陆：没有那样的作用。如果要说的话，有更好的药，直接作用于中焦气机，使用枳壳、木香等应该更好。

二、学术年谱

1923 年，出生于成都中医世家。

1937 年，随父应诊。

1939 年，入读四川国医大学。

1942 年，自四川国医大学毕业（四期），随父行医。

1947 年，于重庆市开业行医。

1950 年，入读西南联大。

1956 年，就职于成都市工人医院中医科。

1959 年，调入成都市中医研究所。

1962 年，为在职医务人员讲授《伤寒论》，独自编写《伤寒论》讲义。

1964 年，调入筹建中的四川省中医研究所。后因"文革"筹建工作中止，所有人员并入成都中医学院附属医院。

1976 年，于《中华内科杂志（老中医经验）》杂志发表《腹泻的辨证论治》。

1976 年，开始与日本神户中医研究会进行学术交流。

1979 年，四川省中医研究所成立，任内科主任。

1979 年，中华全国中医学会四川分会成立，被选为理事。并发表文章《中医学发展源流及展望》。

1980 年，四川省中医学辩证法研究会成立，被推选为副会长。

1981 年，四川省中医学辩证法研究会首届年会召开，发表文章《中医学辩证法和现代医疗的关系》。同年，广东省全国中医自然辩证法研讨会召开，发表文章《正邪斗争在病程中的规律是临床诊断治疗的基本法则》；日本神户中医学代表团专程到成都拜访陆老，并举行中医研讨会。

1981 年，被四川省人民政府聘为"省政府科技顾问团"顾问。

1982 年，兼任四川省中医研究所文献研究室主任。被成都中医学院聘为伤寒论专业研究生毕业答辩委员会主任。四川省政府成立"振兴中医工作领导小组"，被聘为领导组成员。

1983 年，四川省中医药研究院成立，任研究院顾问。受日方邀请赴日，交流

"痰饮的辨证论治"。四川省中医学会第二届学术年会召开，发表文章《中医学发展的指导思想是辩证唯物主义》；同年，中国农工民主党成都市委员会老中医经验讲习班第一、二期开班，讲授"温阳活血法的应用""高血压心脏病""风湿性心脏病""肺源性心脏病"等。

1984 年，编写出版《内儿科学》。受日方邀请，第二次赴日讲学。成都中医学院聘其为内科学专业研究生毕业答辩委员会主任。

1985 年，受日方邀请，随四川省中医学代表团访问日本；主编并出版《中医辩证法》。

1986 年，全国中医学术发展战略研讨会召开，发表文章《古代哲学和中医学的关系及今后的发展》。同年，当选第七届全国政治协商委员会委员；受日方邀请，第四次赴日讲学。

1989 年，日本日中医学友好学会会长熊田正春到成都拜访陆老。

1990 年，当选第八届全国政治协商委员会委员。

1991 年，第五次受日方邀请，携夫人赴日讲学。

1992 年，第六次受日方邀请赴日讲学，交流"脑炎后遗症——脑萎缩治验"。

1993 年 10 月，因病逝世，享年 70 岁。